心灵花园·沙盘游戏与艺术心理治疗丛书

主编　申荷永

沙盘游戏中的治愈与转化：
创造过程的呈现

Healing and Transformation in Sandplay:
Creative Processes Become Visible

茹思·安曼（Ruth Ammann）/著

张敏　蔡宝鸿　潘燕华　范红霞 /译　高岚 /校

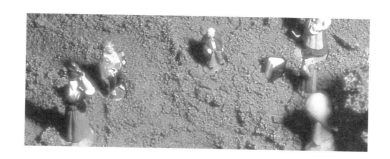

U0386298

中国人民大学出版社
·北京·

"心灵花园·沙盘游戏与艺术心理治疗丛书"编委会

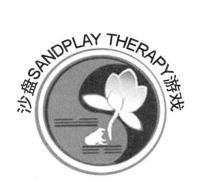

华人心理分析联合会

华人沙盘游戏治疗学会 　　　　　　　　　　　　　　　　　**策划出版**

广东东方心理分析研究院

澳门基金会（澳门城市大学心理分析与沙盘游戏研究项目）

广州市教育科学"十一五"规划课题（项目编号10C034） 　　**资助与支持**

主编：申荷永

顾问：Ruth Ammann(瑞士)　Harriet Friedman(美国)

编委：刘建新　高　岚　范红霞　张　敏　陈　侃

　　　　王求是　李江雪　李春苗　江雪华　冯建国

　　　　徐维东　蔡成后　项锦晶　柳蕴瑜　宋　斌

　　　　Eva Pattis Zoja　Paul Kugler　Rie Rogers Mitchell

总　序

　　一粒沙是一个世界，反映着智者的思考和智慧；沙盘中展现出的美妙的心灵花园，则是沙盘游戏治疗的生动意境。把无形的心理内容以某种适当的象征性的方式呈现出来，从而获得治疗与治愈，创造与发展，以及自性化的体验，便是沙盘游戏的无穷魅力和动人力量之所在。

　　"心灵花园：沙盘游戏与艺术心理治疗"丛书是我们国内首次系统介绍沙盘游戏的著作，在国际分析心理学会（IAAP，the International Association of Analytical Psychology）、国际沙盘游戏治疗学会（ISST，the International Society for Sandplay Therapy）、华人心理分析联合会（CFAP）和广东东方心理分析研究中心的支持下完成。丛书的缘起始于2002年第二届"心理分析与中国文化国际论坛"，哈里特·弗里德曼（Harriet Friedman）和伊娃·帕蒂丝·肇嘉（Eva Pattis Zoja）等国际著名沙盘游戏治疗师以"沙盘游戏治疗"为主题，在广州珠岛宾馆做了三天的会前工作坊，开始了国际沙盘游戏治疗学会在中国的正式培训。

　　2003年，在美国西雅图第17届国际沙盘游戏治疗学会年会期间，国际沙盘游戏治疗学会以及美国沙盘游戏治疗学会（STA）的主要负责人专门组织了关于"沙盘游戏在中国发展"的研讨，其中就确定了"心灵花园"丛书的选题和工作计划，以及丛书编委会的组成。作为丛书的主编，很荣幸能有凯·布莱德威（Kay Bradway）、黑格曼（Gretchen Hegeman）、哈里特·弗里德曼、茹思·安曼（Ruth Ammann）、伊娃·帕蒂丝·肇嘉、瑞·罗杰斯·米切尔（Rie Rogers Mitchell）、巴巴拉·图纳（Barbara A. Turner）、乔西·考宁汉（Joyce Cunningham）、梁信慧和王浩威等加入我们的工作。

　　选入丛书的著作，都是沙盘游戏治疗的经典和最新代表之作，包括多拉·卡尔夫（Dora M Kalff）本人的《沙盘游戏：治愈心灵的途径》、哈里特·弗里德曼和瑞·罗杰斯·米切尔的《沙盘游戏：过去、现在与未来》、茹思·安曼的《沙盘游戏中的治愈与转化：创造过程的呈现》以及伊娃·帕蒂丝·肇嘉在2004年出版的《沙盘游戏与心理疾病的治疗》等。丛书的著译者基本上由心理分析方向的博士和硕士组成，他们都具有沙盘游戏的实际体验，都曾参加过国际沙盘游戏治疗学会认可的专业培训。

　　沙盘游戏从创意的产生到正式的创建，到国际学会的成立及其在世界范围内的影响，几乎已有了百年的历史；百年的历程中也获得了自身的发展与成熟。在我们的理解中，沙盘游戏不仅是心理分析的重要方法和技术，而且也是心理分析理论的重要发展。我们曾把心理分析的目标阐释为三个层面：安其不安与心理治疗、安其所安与心理教育和安之若命与心性发展。三者合而为一始为完整的心理分析。沙盘游戏也是如此。它不仅仅是一种心理治疗的方法，能够广泛地适用于诸多心理疾病的工作；而且也是心理教育的一种技术，能够在培养自信与人格、发展想象力和创造力等方面发挥积极的作用；同时，以沟通与整合意识与无意识为目标的沙盘游戏，可以帮助我们自性的成长和心性的发展，以获得真实的自性化体验。

申荷永

于天麓湖洗心岛

华人心理分析联合会会长

华南师范大学暨复旦大学教授

国际分析心理学会心理分析师

国际沙盘游戏治疗学会沙盘游戏治疗师

2011 年 1 月

沙盘游戏中的治愈与转化：创造过程的呈现

献给我的母亲和父亲

中文版序言

　　茹思·安曼的《沙盘游戏中的治愈与转化：创造过程的呈现》，是我最早阅读的沙盘游戏治疗专著之一，那是10余年前在瑞士苏黎世荣格研究院的时候。随后我们在国内建立了专业的沙盘游戏治疗工作室，开始了有关沙盘游戏治疗的研究与实践，而她的这部专著，一直都是我们最重要的参考与指导资料。

　　在最近的几年中，茹思·安曼作为我们广东东方心理分析研究中心的特聘导师，每年都前来中国，直接参与我们心理分析与沙盘游戏治疗的专业研习和培训，成为大家引以为傲的良师益友。

　　茹思·安曼是现任国际沙盘游戏治疗学会（ISST）主席，资深的荣格心理分析家。她的这部关于沙盘游戏治疗的专著初版于1991年，目前已被翻译成多种文字，堪称沙盘游戏治疗的经典。正如唐纳德·桑德勒（Donald Sandner）在其序言中对该书的评价，它最能代表沙盘心理学时代的来临。

　　沙盘游戏治疗是一种技术，一种以荣格分析心理学为基础的心理分析技术。在她自己的"序言"中，茹思·安曼通过描述荣格自己的经历和体验，阐释出启发她从事沙盘游戏治疗的基本原则：接触无意识，从而进入治愈的过程；沟通内在儿童，从而获得自然的创造力；通过动手，赋予无形的心理以可见的表现与转化形式。这些基本的思想，也贯穿于这部《沙盘游戏中的治愈与转化》的整个过程。比如，茹思·安曼在其第一章的"导引"中告诉我们，"情绪和情感被掩藏得越深，就越远离我们的意识记忆和人格主体，我们也越难找到语言去表达它们"。但是，尽管语言的表达受到了限制，但是我们可以通过"音乐"、"舞蹈"、"绘画"……可以通过沙盘游戏来予以表达。这也正如《诗大序》中所述："……情动於中而形於言，言之不足故嗟叹之，嗟叹之不足故永歌之。永歌之不足，不知手之舞之，足之蹈也……"对于茹思·安曼来说，沙盘游戏的关键也在于"借助手"（hands on）或动手以及身体活动的参与。"手是心灵和物质、内在意象和实际创造之间的媒介。通过手的操作，存在的能量得以成形。"（第一章：导引）茹思·安曼如是说。实际上这也就包含了对沙盘游戏之"非言语治疗"的恰当注解。我还记得当我和茹思·安曼讨论这种理解的时候，提到源自庄子的谚语"得心应手"："得之于手而应于心，口不能言，有数存焉于其间……"（《庄子·天道》），茹思·安曼激动地说，这是更为深入的注解和阐述。

　　荣格以及沙盘游戏治疗的创立者多拉·卡尔夫都是中国文化的忠实学生，茹思·安曼也有同样的热情。正如她为本书中文版所作序言中说："我衷心地希望所有国际沙盘游戏治疗学会的会员，以及所有其他的'沙盘游戏者'，能够从古老而现代、奇妙而悠久的中国文化中获得学习的体验。"当然，我们都知道，这种学习是相互的。我们也在从荣格和卡尔夫那里学习，从茹思·安曼等诸多的资深沙盘游戏治疗师那里学习。我们的很多学生都有一个目标或心愿，那就是成为出色的沙盘游戏治疗师和心理分析家。但如何能成为一位出色的沙盘游戏治疗师和心理分析家呢？茹思·安曼便是榜样，她的这部《沙盘游戏中的治愈与转化：创造过程的呈现》也是最好的参考和指导。"（一位专业的心理）分析师除了要求具备治疗和临床的经验外，还要求具有的最重要品质就是心灵的稳定性（psychic stability）、贯注性（centeredness）和创造性。"茹思·安曼在其书中这样告诉我们。心灵的稳定性如同古人的智慧和要求："先存诸己，后存诸人。"（"……古之至人，先存诸己而后存诸人。所存于己者未定，何暇至于暴人之所行。"《庄子·人间世》）因而，在成为专业沙盘游戏治疗师的过程中，个人的沙盘游戏体验和过程，以及由此而获得的心理成长和自性化发展至关重要。"贯注性"是专业心理治疗师的一种能力，一种基本功，同时也是一种内在的素质。中国有言"精诚所至，金石为开"，便是对这种"贯注性"的最好注解。茹思·安曼对沙盘游戏治疗师的"创造性"有独到的见解，她在书中说："创造性与死亡和重生有关，与拆除旧有的心灵结构和创建新的心灵结构的能力有关。"其中包含着沙盘游戏治疗之治愈与转化的关键。沙盘游戏治疗，实际上所有的心理治疗，必然要借助于治疗师的人格，尤其是这人格中所包含的创造力量。

　　在 2005 年 6 月广东东方心理分析研究中心与国际沙盘游戏治疗学会联合举办的第四届"灵性接触：沙盘游戏治疗专业研讨会"上，我把本书中有关的内容，称为茹思·安曼所赋予的作为专业沙盘游戏治疗师的三个基本条件。同时，也把当时与茹思·安曼交流所获得的理解——"谦卑"，

沙盘游戏中的治愈与转化：创造过程的呈现

作为第四个基本条件。同心理分析一样，沙盘游戏也要有对无意识的理解和把握，而无意识始终属于未知的领域，那是心中之心，那是道，也是自然……有此基本的学习和理解，以及在理解和体验中所获得的基础，便能欣赏茹思·安曼提出的沙盘游戏治疗过程中的"共鸣"："最后我想强调另外一个也很重要但很少被提及的事实。一个分析师是通过反移情，或是一种更整体化的方式——共鸣（resonance），来进入到接受分析者的治疗过程中的。按照共鸣的原理，分析师具有的品质被激活了，在接受分析者身上活跃起来。"（茹思·安曼，1993 年重印序言）于是，心灵的稳定性、贯注性、创造性，以及谦卑，都不仅是我们外在的学习与实践，而更是内在的品性。《心经》有云："观自在菩萨……"也正如慧能所言："……何期自性本自具足；何期自性能生万法。"（《坛经·行由第一》）记得一位修禅的同学曾问茹思·安曼，她所强调的"共鸣"与我所注重的"感应"是否一致，是否有区别。茹思·安曼含笑未答，转向坐在她旁边的我……我们相视而笑，可谓莫逆于心。

申荷永

2011 年 6 月

中文版前言

我的《沙盘游戏中的治愈与转化：创造过程的呈现》一书，与其他关于沙盘游戏治疗的经典著作一起在"心灵花园：沙盘游戏与艺术心理治疗丛书"中出版，遇到欣赏它的中文读者，对此我非常高兴也备感荣幸。国际沙盘游戏治疗学会（ISST）以及我本人（作为国际沙盘游戏治疗学会的主席），希望借此机会感谢申荷永教授。他把对沙盘游戏这一独特治疗方法的兴趣和热情，化作实际的工作和努力，使得沙盘游戏治疗的培训在中国得以展开。

在我看来，深深植根于荣格心理学的沙盘游戏治疗，也可以说是分析心理学的发展和富有独创性的姐妹。沙盘游戏治疗能够将模糊的身体感觉和情绪，通过沙盘中的创造，转化为可见而真切的三维意象。那些沙盘图画好比一个人心灵的门窗，让心理治疗师或分析师能够与接受分析者的内在生命，建立直接而深入的接触与沟通。

沙盘游戏最具魅力和最值得珍惜的一个方面，在于其象征性表现的世界通用语言。我们在沙盘游戏所使用的各种象征中，既可以发现接受分析者非常个人的层面，同时也能发现原型和世界性层面的内容。同时，这些象征也包含着特定的文化意蕴。通过观察与欣赏世界各地不同来访者的许多沙盘游戏过程，我们可以学会理解、尊重和珍惜文化的多样性。从这种意义上来说，我衷心地希望所有国际沙盘游戏治疗学会的会员，以及所有其他的"沙盘游戏者"，能够从古老而现代、奇妙而悠久的中国文化中获得学习的体验。这种学习是相互的，中国的"沙盘游戏者"同样也将从我们这里有所收获。

于是，通过营造一种"和而不同"的精神，沙盘游戏将有助于团结不同文化中的人民。

茹思·安曼
荣格心理分析家
国际沙盘游戏治疗学会主席
苏黎世，2011 年 6 月

Foreword for the Chinese Edition

It is my great pleasure and my honour that among others my book on Sandplay Therapy is translated into Chinese and now can find it's way to the interested Chinese reader.

The International Society for Sandplay Therapy ISST and myself wish to thank very much Prof. Heyong Shen for the interest and enthusiasm he shows for this unique therapy method and for his effort of making a Sandplay training possible in China.

Being deeply rooted in the Psychology of C. G. Jung, Sandplay Therapy seems to me—so to speak—the hands-on, creative sister of Analytical Psychology. It allows the transformation from vague bodily sensations or emotions into a visible, tangible three-dimensional image, created in the sand tray. Those sand pictures are like windows of a person's soul house and allow the therapist or analyst a direct, deeply moving contact with the analysand's inner life.

One of the most interesting and most precious aspects of Sandplay is the universal language of symbolic expression. Within the symbols used in Sandplay we find very personal aspects of the analysand as well as archetypal, universal aspects. Yet in addition, the symbols also contain specific cultural aspects. Through looking at the many Sandplay processes of clients from all over the world, we can learn to understand, respect and value other cultures.

In this way I hope from my heart that all the members of the International Society for Sandplay Therapy and all the other "Sandplayers" can learn from the wonderful ancient and modern Chinese culture and vice versa the Chinese "Sandplayers" will learn from us.

沙盘游戏中的治愈与转化：创造过程的呈现

So the playful creativity of Sandplay can help to unite people from many different cultures through creating a spirit of "Unity in Diversity".

Ruth Ammann
Zürich，June，2011

中
文
版
前
言

序　言

　　1916 年，在荣格即将结束其动荡不安的内在发展期之时，曾写下一篇重要的文章，题为"超越功能"（"The Transcendent Function"），但直到40 年后才把它公诸于众。他不愿意在专业领域公开这篇文章，很可能是因为它标志着对常规心理分析技术的一种偏离。事实上，它确实代表了一种几乎完全不能被称为"分析"的东西。他说："情绪的困扰可以用另外一种途径来处理，不是通过智力层面的澄清，而是通过赋予其一个可见的形状。于是那些拥有一定的绘画才能的病人能够用画来表达自己的心情。一幅画在技术上和美感上是否令人满意并不重要，只要它可以让幻想尽情表现，让我们随心所欲就可以了。"（vol. 8，CW，82～83 页）除了提到赋予无意识内容可见的形状，荣格还提到了与内在声音的对话，用动作（或舞蹈）来回应内心的指引。

　　虽然荣格没有特别提及沙盘游戏治疗，但是我们可以推断沙盘游戏也包含在这里面了。这些不同形态中的每一种与每一个独特的病人都有着自己特殊的关联。一些病人在画画或者制作陶艺方面有天赋，而另外一些病人则非常内向，常常能够听见来自自己内心的声音。但是几乎每一个人在童年时代都有过这样的经历：在沙子上玩耍，在海滩上建沙堡或者在后院的沙盒里构筑出一个完整的场景。事实上，在我儿子四五岁时，我拥有了我的第一个沙盘，我儿子一看见它就说："那太小了！我们永远都不能爬进去。"或许他是对的。一种更好的体验或许是应该有一个大的沙箱，人刚好可以爬进去，然而，可惜啊，作为成人（和那些要与儿童打交道的成人），我们只能提供一个较小的象征性的沙盘游戏空间。但是我们用一系列极富想象力的小沙具（figurine）来弥补不足，这一系列沙具颇为壮观，所有的沙具都可以在沙盘中使用，也可以不用，只要病人觉得合适就可以了。通过沙盘游戏，童年时代的王国再次被打开，随之而打开的是一扇通往深层无意识及其神秘事物的大门。

　　尽管沙盘游戏心理学（sand tray psychology）的技术相对而言尚属年

轻，但视像化（visioning）这一行为（这是沙盘游戏的重要活动）却并非如此。这要追溯到人类意识的最初萌芽阶段，最早的萨满巫师在那个时期就在从事这一活动。他们的视像力（visions）是整个部族的中流砥柱，是一种治愈疾病和带来好运的方法。充满视像力的眼睛可以发现一条路，而别的眼睛是看不到的。接着来到文明时代，预言家、神秘学家和通媒者们运用自己的视像力来为已确立的宗教服务。最终，在荣格的心理学中，特别是在积极想象中，包括沙盘游戏治疗，为这一远古的艺术准备了另外一条道路。

视像——不等同于梦——能使我们有意识地去窥视心灵，并且把我们在那里所看到的象征性意象以某种形式记录下来。通常情况下，这些意象的意义并不能完全被我们的智力所理解，但却可以被我们的心灵作为一个整体来体验和理解。

这个视像化的过程，除了向意识心理展示象征性的意象外，还能扩充心灵中的一个领域，我们可以运用这一扩充了的领域来容纳意象，对意象进行反思，容许它们之间产生相互作用，或者容许它们进入到创造性的沙盘游戏当中。所有这些都属于积极想象，一旦它被好好培养，就会变成心理的另一个维度（dimension）。亨利·科宾（Henry Corbin）把它称为"意象世界（mundus imaginalis）"。他说道："有一个世界，既是中介的，又是直接的……一个意象的世界，从本体论的角度来看，这个意象的世界与感觉的世界和理性的世界同样真实。这个世界需要它自己的知觉能力，也就是说，一种想象的力量，一种带有认知功能的能力，一种理智的价值观，与感知觉或者理性意图一样真实。"在沙盘游戏当中，这一古老的能力再次被运用。

其实采用沙子本身来记录内在视像已经有很长一段历史了。很多印第安人，尤其是西南部的纳瓦霍人和霍皮人，加利福尼亚州南部的第奥诺（Dieaueno）人和路易赛诺（Luiseno）人，在他们治愈疾病和成人仪式中会广泛使用沙画（sand painting）。对于纳瓦霍人而言，采用沙子中的绘画是一个庞大的具有治愈作用的系统的一个主要特征；在这个治愈系统中，病人的四周用纳瓦霍人神话世界中所有强有力的象征环绕，以创建条件，恢复和谐，回归幸福。沙画本身就是一些传统的图形：动物、植物，大自然中的事物，如风、雪、雨、冰雹，还有各种男女神灵——所有这些都在纳瓦霍人的宇宙体系中占有一席之地，也是来自萨满时代的一种遗产，而在萨满时代纳瓦霍人的祖先逐渐从阿拉斯加迁徙到今天所聚居的西南部。

沙盘游戏中的治愈与转化：创造过程的呈现

就在那一时期，纳瓦霍人在沙子上为他们那原始的萨满般的视像力赋予形状，由此创建了具有非凡治愈能力的宗教。于是，在每一个治愈疾病的仪式之上，对每一个病人而言，那古老的视像力会在沙画中再次重现，充满了原始的力量，当病人坐在沙画上时，巫医就会把这一力量传到他身上。因此，美洲印第安人认为在沙子中记录和运用视像力，有着紧密的关联。我曾经听人说过，印第安人很信服这种想象的心理学工作，因为它采用了印第安人自己传统的媒介。

然而，尽管视像力这一艺术古老而普遍，甚至于它与沙子的结合也是如此，但每个时代都有自己的技术和视角。我们现代的观点，更为个人化，偏重心理学，比古老的方法更为灵活，都在茹思·安曼（Ruth Ammann）的书中得到了体现；书中描述了热情而富有想象力的游戏，包含了对心理学的深度理解，为古老的方法注入了新的生命。沙盘游戏治疗方法由多拉·卡尔夫毕生的努力和贡献发展而来，在茹思·安曼坚持不懈的努力和同样专注的付出中得到了解释和拓展。书中给沙盘游戏的技术和哲学赋予了定义性的形式，在我所读过的书中，这本书是最能代表沙盘心理学（sand tray psychology）时代来临的一本。

书中特别有意义的部分是沙画中所呈现的内容以及与之相应的讲述三个接受分析的病人在治疗工作中的主要片段的文本。这些个案研究包含了对沙盘游戏的治愈过程的完整而透彻的描述，值得我们去认真学习。

第一个个案是一个叫伊娃的中年女人，她患有严重的抑郁症，书中16幅有清晰说明的沙画揭示了死亡和重生的象征，死亡和重生是一切深层治愈体验的核心。这些都是伊娃的挣扎极为个人化且感人至深的述说，但是它们同时具有一种确凿无误的原型结构的成分，这种原型结构也能在传统部落的沙画中找到。我们在伊娃的沙画中发现了被当作世界之轴的中心山脉（伊娃的第6幅、第15幅和第16幅沙画）；被分为四部分的世界（沙画1）；围成圆圈来跳的舞蹈（沙画5）；一个纷繁复杂的曼荼罗（沙画16）；一条蜿蜒流淌的小河和漩涡（沙画10）。这些都是最为明显的。有趣的是，伊娃的第二幅沙画，完全由一个用沙子画成的太阳的脸的意象组成，尽管风格有所不同，但它与纳瓦霍人沙画中的太阳的脸"神似"，纳瓦霍人把太阳的脸当作治愈仪式的一部分。在治愈疾病的隆重仪式中，病人坐在画有太阳的沙画上，吸取来自大自然的强大威力，那是神的力量。茹思·安曼提到伊娃的沙画时，认为它能从"内心深处发射出力量和疗效，我们个人的太阳，作为一种原型，似乎能够被感受到。有时候，个人能以震撼人心的方式来与原型接触。"

第二个个案是一个 7 岁的孩子，名叫玛利亚。她的沙画包含大量的动物，还展示了能量在心灵中的流动，这在书中都得到了细致而动人的描绘。这些沙画本身可以看做童年发展的象征，并且与传统的沙画大不相同。虽然还没有达到成人心灵所具有的条理和对称，但是孩子那种散乱的、汹涌澎湃的强烈情绪已展示在我们面前。我们可以在三维的空间中看到强烈的能量流把它自己从发展的创伤中释放出来，流向未来。

最后一个个案是一个叫伊丽莎白的 40 岁已婚女性，她想要为自己的职业生涯做好准备，这恐怕是最有意思和最不同的一个个案了。它从高度个人化的角度展示了女性发展的历程，其中采用的沙具几乎都表征了伊丽莎白心灵中的情结和原型的决定因素。

通过本书和精彩呈现的个案，沙盘游戏治疗这一新技术获得了非常好的效果，能吸引来自更多领域的心理治疗师，特别是那些对心灵的视像化层面感兴趣的治疗师。正如荣格在他久未发表的"超越功能"一文的手稿结尾中所说的："它是一种通过自己的努力来获得心灵的解放并找到成为自己的勇气的途径。"（CW 8，193 页）

唐纳德·桑德勒（Donald Sandner）

沙盘游戏中的治愈与转化：创造过程的呈现

前　言

　　沙盘游戏作为一种治疗方法，是多拉·卡尔夫从玛格里特·洛温菲尔德（Margaret Lowenfeld）的"游戏王国技术"（World Technique）、夏洛特·布勒（Charlotte Buhler）的"世界测验"（World Test）或所谓的"埃里卡方法"（Erica Method）发展而来的。当时，埃里卡方法作为儿童精神病学中的诊断工具，已经在瑞典使用超过 40 年了。[①] 多拉·卡尔夫具有荣格心理学的培训背景，她认识到无论是儿童还是成人，他们创作的一系列沙画实际上表征了不断进行着的与无意识的实际面对，这类似于在分析过程中所做的一系列的梦。沙盘游戏的工作开启了一个心灵历程，它是整体的，可以导向心灵的治愈和人格的发展。[②]

　　沙盘游戏是以在沙盘中进行实践性和创造性工作为基础的一种心理治疗方法。无论是成人还是儿童，只要人在沙盘边——这个人正在沙中创造各式各样的三维图画——那么他的身体、灵魂和精神都会投入到这个过程中。得益于沙盘游戏这样一种"运用双手"（hands-on）的方法，精神和心理两个层面不仅丛集（constellate）在个体身上，而且通过其双手，同时赋予了物质的形式并变得具体可见。在人类的发展中，人首先是通过触摸和抓握有形的东西来体验生活的，接着过渡到抽象的理解和掌握。同样，通过在沙盘中运用我们的双手，一个人的创造性能量就被调动起来了。这样就开启了一个完整的治愈和人格转化的过程。

　　从第一次接触沙盘游戏那一刻起，我就被吸引住了。其中一个被吸引的原因就是我确实十分喜欢意象和三维的形式。它们总是很贴近我的内心，特别是因为我喜欢去运用双手。我偏爱它的另外一个原因可能在于这样的事实，我在一生中很早的时候就体悟到，我们可以通过完全不同的途径来运用我们的感觉，不需要言语。当我还是一个小孩时，我观察到我的

---

　　① See Harding, Gosta. *Spieldiagnostiik*. Basel/Weinheim：Beltz，1972.
　　② See Kalff, Dora M. *Sandplay*. Boston：Sigo Press，1980.

祖父正是用这样的方式来行医的。举一个例子，我曾被以下的经验深深震撼。我祖父是一个儿科医生，他在自己家中也开辟了一个会诊用的房间，偶尔会在那里看病人。我还是一个小女孩时，曾经透过钥匙孔来观察祖父是怎样给一个婴儿做身体检查的。他检查了孩子的全身，这里听听，那里摸摸，还到处探查。令我惊讶不已的是，祖父然后用他的鼻子去闻那个孩子。过了一段时间后，我问祖父刚才他干了些什么。他回答说："很小的孩子不能用言语来告诉我们哪里不舒服。于是我必须运用我所有的感觉来找出到底是什么原因导致孩子生病了。"

这个小插曲给我带来了一个非常重要的信息，在我学习心理学期间，我会常常想起我的祖父。从他身上，我体验到他不仅仅是一个能够做到仔细观察的人，同时他也是一个极其尊重大自然的人；他对于我们内在的本性以及我们周围的大自然，怀有一种深厚的、如同宗教般根深蒂固的信任。

在心理治疗中，成人和儿童往往都会发现自己身上有一个"小孩"，这个"小孩"不能说出"哪里受伤了"。在这种情况下，我们必须运用我们的观察能力，并象征性地使用我们所有的感官去找出一个人隐藏的伤痛。

我对沙盘游戏治疗这种方法留下异常深刻的印象的第三个理由是，沙盘游戏能够提供身体和心灵、物质和精神相互作用的基础。沙盘游戏创建了一个共同的场，在其中精神和身体能够互相影响对方。这样的心灵与物质之间的直接互动，至少以这种形式，在经典的荣格学派的梦的分析中是不为人知的。但是，由于沙盘游戏是一种想象的方法，它和积极想象的方法紧密相关，而积极想象的方法是大家熟知的，并在荣格学派的心理学中得以运用。对于我来说，作为一个荣格学派的心理分析师，经典的言语的梦的分析和沙盘游戏就像是两条不同的路，但通往相同的目的地。对于梦的分析和沙盘游戏而言，我们为治疗的旅程而准备的背囊里的内容是一样的，就是荣格心理学的理论。

积极想象和沙盘游戏的基本差别在于，积极想象是个人独自一人时采用的，而沙盘游戏则是在分析师的面前进行的。这就意味着不仅接受分析者（analysand）的身体和精神、意识和无意识相互交织在一起，而且分析师的人格也会影响转化能量的运作。沙盘变成了接受分析者和分析师之间发生交互作用的场，而沙画即是接受分析者为这一特殊的交互作用赋予的可见的和具体的形式。

在我的沙盘游戏治疗师的职业生涯之初，我并没有意识到分析师对于沙画的创造的影响有多深，由此影响了接受分析者的内在想象世界。分析师并不是通过言语来做到这一点，而是以一种微妙而强有力的方法，通过分析师的人格，尤其是他们自身的创造力而做到这一点的。

通过观看和阅读其他的沙盘游戏治疗师在实践过程中所进行的许多不同的沙盘游戏过程（sandplay-process），我认识到，在一系列的沙画中，不仅每一位接受分析者的个人的触动变得可见，治疗师的影响也是可见的。这一事实令我越来越关注和思考有关沙盘游戏治疗师的培训事宜。就我的观点而言，一个沙盘治疗师需要接受跟荣格心理分析师一样的训练。尤其重要的是要获得关于心理过程的动力学和象征意义的丰富知识和体验。同样重要的是要了解关于身心疾病的知识，一方面是因为，身体会在沙画中表达自己，另一方面是因为每一种想象的工作都会对个人的心灵和身体产生强烈的影响。

为了体验到沙盘游戏对身体和心灵的非凡效果，每一个接受沙盘游戏培训的人都必须经历个人的沙盘游戏过程，而这绝对是必要的。如果一个人从未煮过东西，又怎能去教烹饪呢？绝对没有这样的人！因此，如果个人没有体验过沙盘游戏的疗效就在自己的从业实践中运用沙盘游戏治疗，这是不负责任的。

最后我想强调另外一个也很重要但很少被提及的事实。分析师是通过反移情，或是一种更整体化的方式——共鸣，来进入到接受分析者的治疗过程中的。按照共鸣的原理，分析师所具有的品质被激活，在接受分析者身上活跃起来。为了促进接受分析者的转化和治愈，一个分析师除了要求具备临床和理论的经验外，还要求具有的最重要品质就是心灵的稳定性（psychic stability）、贯注性（centeredness）和创造力。创造力与死亡和重生有关，有能力去拆除旧有的心灵结构，并创建新的心灵结构。换句话说：我们需要拆除一间阻碍生活的破旧的灵魂"住所"，而去建立一个能够促进生命力的新家。只要分析师的内在心灵没有焦虑，而且在外部当我们沙盘治疗室的设置能够让创造性的工作顺利进行而不令人感到焦虑时，转化是一定可能实现的。沙盘游戏用的沙具造型（figures）是必须要有的，但更重要的是沙子本身和各式各样的材料，每个接受分析者可以对这些材料进行个性化的塑造和变形。小小的沙具造型，比起沙子和其他一些没有形状的材料，例如黏土、木块、纸片等等，更加接近我们的意识。与未知的领域产生真正的相遇，发生在为无形的物质赋予形状之时。这就意味着为炼金术士们所称的"结合物（mass confusa）"赋予形式。

因此，沙盘治疗师应该去抵制过多地收集和提供那些已经被定义好的沙具的诱惑，并且应记住，接受分析者内在的转化开始于沙盘中的微观世界的创造性转化——来自于外部的转化。治疗设置中的"自由和受保护的空间"必定能够鼓励和激发接受分析者，使他们变得具有创造性。

现在我们来看看荣格关于沙盘游戏的个人体验。尽管在荣格的文集中没有明确提及沙盘游戏的技术，但他确实记述了他在家附近的湖岸上做沙盘游戏的方法。他在《回忆·梦·思考》的"面对无意识"一章中写道[1]：

> 然而，梦并不能帮助我克服那种迷失方向的感觉。相反的是，我仿佛活在来自内心的持续压力之下。有时候这样的感觉是如此强烈，以至于我怀疑自己有某种心理的困扰。因此我两次回顾了我整个生命中的所有细节，特别关注童年的记忆；因为我想过去可能存在着一些我无法看见的东西，而它们可能是造成困扰的原因[2]。可惜这样的回顾没有任何结果，只是对我自己的无知有了新的认识。于是我对自己说："正因为我一无所知，我就应该只是做我能想到的事情。"因此我在意识上使自己顺从于无意识的冲动。
>
> 首先浮上意识层面的是我10岁或11岁时的童年记忆。在那时，我有一段时间特别喜欢玩积木。我能清楚地回忆起我是怎样建造房子和城堡的，并且用瓶子来充当大门的两边和房子的拱顶。过些时候，我开始玩一些普通的石头，并用泥浆把石头黏合起来。这样的结构令我着迷了很长一段时间。令我诧异的是，这段记忆伴随着许许多多的情绪。"啊哈，"我自言自语，"这些事物仍然是有生命的。那个小男孩依然在旁边，拥有着我所缺乏的富有创造力的生活。但我要怎样才能朝着这富有创造力的生活前进？"因为我已经长大成人了，看起来是不可能跨越这段从我11岁到现在之间的距离了。不过我如果打算重新建立与那段时间的联系，就只能别无选择地回到过去，并且通过那些孩子们的游戏来重温孩提时的生活。这一刻是我命运中的转折点，但是我只有在无止境的阻抗之后才不得不屈服，并且带有一种顺从的感觉。因为我意识到自己除了玩那些小孩的游戏之外，一事无成，对

---

① See Jung, C. G. *Memories, Dreams, Reflections*. New York: Random House, 1965.

② See Asper, Kathrin. *Verlassenheit und Selbstentfremdung*. Olten/ Freiburgi. Br.: Walter, 1987.

于我来说这是一个非常令人羞耻和痛苦的经历……

只要天气允许，我就继续每天在午饭后玩建房子的游戏。只要一吃完东西，我就开始玩，一直这样下去，直到病人到来；还有，如果傍晚能尽早完成工作，我就会继续去玩建房子游戏。在这整个活动过程中，我的思绪得以澄清，而且我能够去抓住那些被我隐约感受到其存在的幻想。

自然而然地我会思考我所做的事情的意义是什么，我还会问自己："现在你到底准备做什么？你正在搭建一个小镇，你在建造时犹如在进行一个仪式！"我无法回答自己的问题，只是内心可以肯定一点，我走在发现自己的神话的路上了。建房子的游戏仅仅是一个开始。它释放了一连串的幻想，后来我把这些幻想都悉心写了下来。

我始终如一地做这类事情，在我后来生命中的任何时候，当来到一面空白的墙壁前时，我会画一幅画，或画一些劈开的石头。每一次这样的经历被证明是一种"进入的仪式（a rite d'entre'e）"，引发一些观点，并开启随之而来的工作。

在这一选段中，荣格提出了三个观点，对于沙盘游戏来说，它们是十分重要的。第一，他说："我在意识上使自己顺从于无意识的冲动。"在沙盘游戏中，接受分析者从一开始就有意识地并积极地投入到"治愈过程"中。这对于心理治疗是有重大价值的，因为它有助于接受分析者去克服他们那些自卑和无助的感觉。

第二，他谈到他自己缺乏创造力，但是他的"内在儿童依然拥有它"。重建一个人具有创造力的生活是治愈的开端，正如我前面所提到的，具有创造力的生活能够以一种美妙的方式在沙盘中活跃起来。如果接受分析者缺乏一种谦卑去"玩这个小孩子的游戏"，分析师可以以其自身的创造力为榜样来帮助他们。

最后，荣格说道："在这整个活动过程中，我的思绪得以澄清，而且我能够去抓住那些被我隐约感受到其存在的幻想。"我们可以再次看到这个具体的、"运用手"的方法的价值。幻想，不管好与坏，模糊的预感以及困扰着我们的游离不定的焦虑，通过在沙盘中的工作，都会慢慢地变得可以看见，可以把握。接受分析者可以后退一步，从远处看着沙盘，同时正视他们的内在生活，而这在沙盘游戏之前只是被朦胧感受到而已。对于一个饱受痛苦的人而言，这是多大的宽慰啊！荣格告诉我们他生活中的这个片段，为我们提供了对沙盘游戏方法非常有价值的指导。

　　为了保护我的来访者，也因为本书的篇幅不允许，所以我不能在书中呈现完整的沙盘游戏过程。因此，在我呈现的个案研究中，我希望把重点主要集中在我觉得重要的地方，还有就是对理解沙盘游戏过程有帮助的典型之处。能给沙画拍照是一个很大的优势。因此，我们能够用视觉的形式记录心灵的过程，呈现给读者。然而，使外行人理解这一心灵的历程依然是一件困难的事情，因为只有当一个人也曾经历过类似的体验时，他才有可能对这一过程产生真正的同情与理解。

　　我想指出的一点是，在分析心理学中，在荣格所创立的心理学流派里，来我们的办公室接受治疗的人称为"接受分析者"或"接受心理分析的人"（analysand）。就此术语的本义而言，意味着需要进行某种言语的分析。然而我把这个术语用在所有找我咨询的成人身上。如果在本书中我提到"接受分析者"，就是同时代表了男性和女性，尽管我不总是同时使用阴性词和阳性词。

　　出版者和我都一致认为，一个不具有心理学专业知识的人也应该能够读懂这本书。我已努力用一种清晰而直接的风格来写作。那些我无法避免使用的专业词汇会在术语表中作出解释。

茹思·安曼

沙盘游戏中的治愈与转化：创造过程的呈现

致　谢

　　当多拉·卡尔夫在瑞士的昭里孔城（Zollikon）开业时，我成了她的一名学生。首先我作为一个"接受分析者"，经历了我的个人沙盘游戏过程，有了这些经验后，我通过给其他接受分析者进行沙盘游戏治疗来学习。我十分感谢多拉·卡尔夫，她不但向我介绍了这种极为有价值的方法，还教了我很多基础知识，这些知识对于了解沙盘游戏的过程和分析师的治疗取向是极为必要的。

　　在此，我要感谢古赛尔出版社（Kosel Publishers）的希尔加德·米尔伯格（Hidegard Milberg）博士，他建议我去写这本书，并且一直鼓励我来完成。我还要感谢开放世界出版公司（Open Court Publishing Company）的玛蒂女士（Mrs. M. L. Mahdi），她坚持认为该书应当译为英语，并提供了编辑上的支持和协助。同时，我还要感谢我的翻译莱诺先生（Mr. Wolf-Dieter Peter Rainer），感谢他细心敏感地把德文原文呈现为可读的优美英文。

　　我尤其要感谢伊娃、玛利亚、伊丽莎白和所有那些允许我使用他们的沙画的接受分析者。如果没有这些沙画的照片，这本书是写不成的。我无比感谢我的孩子们，他们给予了我耐心和爱的支持。尤其谢谢我的弟弟彼得·安曼（Peter Ammann），他以批评和富于建设性的支持，陪伴着本书的问世。最后，我要感谢詹姆斯·嘉里特（James Jarneff）和路易斯·琼蒂（Louis Mahdi）校阅了英语翻译。

茹思·安曼

目　录

插图目录

　　注意：插图 16～47，对于了解这三个个案的历史有重要作用，在 52 页和 53 页之间有彩色图片。

沙盘游戏中的治愈与转化：创造过程的呈现

第一章　沙盘游戏治疗导引

荣格心理学经典的治疗方式是针对梦做工作。在这样的分析过程中，发生的是个体的意识心理与其无意识之间的面质（confrontation）。无意识不仅仅只在梦中和身体反应上表现自己，还在视像、绘画或各种其他想象活动中表现自己。在与接受分析者的对话中，分析师努力澄清并解释无意识的这些表现方式。这样，分析师为接受分析者提供了一条通向其无意识及其人格中未知的层面的道路，同时，这一道路也通往集体无意识的内容，而集体无意识超越了个人境遇。分析师和接受分析者一起针对"移情"和"反移情"的现象做工作，这些移情和反移情的现象产生于他们之间亲密合作这一独特的情境。荣格式的心理分析是一个对分析师和接受分析者都产生影响和挑战的过程。

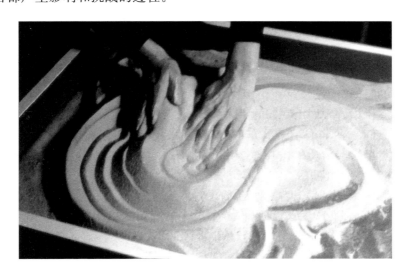

插图 1　手——精神与物质的媒介

然而，由于荣格心理分析是一种通过言语来进行治疗的方法，所以分析过程首先开始于分析师和接受分析者之间的对话。我们必须了解的是，借助言词的优势和力量，分析师的人格可以通过特定的方式来影响分析的过程。接受分析者既能够善用其语言能力而获得良好效果，也可能误用其语言能力来掩盖语言背后真实的存在。语言是人类表达的一种可能性，它最初与我们意识的理性层面联系在一起。

人们说话的方式使我们得以洞察其心理的态度以及思考方式。然而，对于大多数人而言，除非他们碰巧具有语言表达的天赋，否则用语言来表达其情感会是一件很困难的事。

有时候，愤怒、爱、快乐或痛苦的感觉会控制住我们整个人，包括我们的身体。但是，在我们意识到一种情绪掌控我们之前，我们的身体就已经作出反应了，我们不知道这种情绪是什么，也不知道是什么导致产生这种情绪。举例来说，某个人因恐惧而变得麻木，身体僵硬、冰冷、毫无生气。任何一个旁观者都能很清楚地观察到：他正处于恐惧之中。但他却不能用语言去表达是什么引起他的恐惧，因为他没有意识到原因所在。也许他的手可以赋予这些"无意识"以形式和形状，使其可以在一幅图画、沙盘或者其他的创造性媒介中变得可以看见，甚至得以辨认。

情绪和情感被掩藏得越深，就越远离我们的意识记忆和人格的一部分，我们也越难找到语言去表达它们。

虽然无法言明，但我们仍然有其他的表达方法。通过舞蹈、唱歌、绘画或者用我们的手来塑造其他的媒介物，我们可以表达我们内心的激荡。我们可以找到跟人类同伴发生联系的途径，不仅可以通过语言，也可以通过我们的身体，特别是我们的手。手在我们的内在世界和外在世界之间搭起了一座桥梁。我们用我们的手来触摸、爱抚和敲击，我们用我们的手工作，用我们的手再加工某些东西，通过手来转变和创造性地表达某些东西。手是精神和物质、内在意象和实际创造之间的媒介。通过手的操作，存在的能量变得可见。

我们把沙盘游戏作为一种治疗方法，是因为手可以给无意识中活跃的能量以形状，手可以联结我们的内在和外在，联结精神和物质。在沙盘游戏中，接受分析者积极参与，不必说太多的话。对于沙画不给予即时和理性的解释。在沙盘这一保护性的框架内，包容着逐步展开的事件，这一框架的维度接近 50cm×70cm（19.6 英寸×27.5 英寸），接受分析者在里面用干或湿的沙子以及许多的沙具塑造这个时刻所丛集（constellation）的个人的世界。他模拟出他的微观世界（见插图 2）。在创造沙画时，那些沙具代表了他身上活跃的力量。

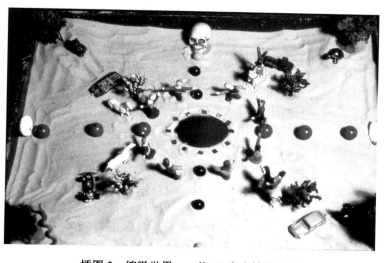

插图2　缩微世界：一位42岁女性的沙画

　　在创造沙画的过程中，分析师的角色主要是一个观察者。他记录并给沙画拍照。他让接受分析者告诉他，关于这幅沙画接受分析者想到了什么，在做沙画的过程中，有什么触动接受分析者甚至令其震惊。分析师和接受分析者都极为仔细地研究沙画。分析师指出他在沙画中看到了什么，但是一般都不会在这个时候作解释。最重要的是，当治疗的时段结束时，接受分析者给他的缩微世界、他心灵深处的世界照相。这会制造一个情感后效，一直持续到下一次的治疗时间，那个时候，接受分析者可能会再创造新的沙画。在治疗结束后，分析师要把沙画清理掉。因为它是重要的内在意象的能量，所以不能保留在外部世界。纳瓦霍印第安部落用于治愈的沙画也是在日落时分就处理掉。

　　在沙画完成之后就立刻进行解释是不恰当的。这样做的危险在于对沙画进行智力层面的解释，会打断随着沙画的创造而涌现、流露出的情绪和情感。接受分析者会说："噢，对，就是这样了；这就是我的状况了。"但是，事实并不是这样，它仍然在变化更新中。单个的沙画只是代表了心灵转化的长期过程中的某个阶段，而这一转化的过程绝不能被解释干扰或阻碍。在治疗的这个阶段，分析师的任务在于辨认在接受分析者身上发生了什么，保护和支持这个过程，在紧要关头进行干预，但分析师最重要的任务在于加入不多的、恰到好处的评论，来使接受分析者正在进行的转化过程继续下去。可以用一个意象来描述：装有接受分析者心灵过程的容器正在烹煮，分析师要小心翼翼地关注火候。不能让火熄灭，但是也不能让火烧得太旺，以免容器里的内容溢出来或者以其他方式被毁坏。

我要加以说明的是，在言语分析中，分析师也需要类似的小心翼翼的态度。分析师的解释要达到这样的程度，不能让接受分析者觉得满溢出来，而是要让接受分析者觉得受到保护和鼓励。

沙画的解释可以采用不同的方式来对待。这要视接受分析者的治疗进程情况而定。按我的经验，我发现有两种基本类型的过程：治愈过程（healing process）和个人世界观的转化过程（transformation process）。

沙盘的治愈过程会体现在那些因为心理困扰、出生前或童年早期创伤而痛苦的人身上。这些人因为与母亲或者担任母亲角色的人的早期关系有所谓的障碍，所以他们不能发展起对世界或对他们自己生活历程的健康的信任感。在这些情形中，治疗过程需要进入到深层的早期童年经历。这些层面超越了意识和言语。心灵的能量开始回流，直到它到达心灵健康的核心。通过沙盘游戏、沙画以及未受干扰的整体的力量被激活，发挥了功效，由此产生了健康的基础，在此基础上新的人格结构得以建立（参考第七章）。①

在治愈过程中，接受分析者能够强烈地感受到自己身上发生的这些转化。立刻进行解释或在稍后的时刻进行解释，都会是多余的或会产生干扰。特别是对于孩子或那些不能或不愿获得对心灵过程的理性意识的成人而言，尤其如此。对于其他人，尤其是那些正在接受心理分析的培训的学生而言，在转化过程开始之后（比如，当到达一个新的发展水平时），对一系列的沙画进行审视、修通和解释，是特别重要的，正如我们也会如此针对一系列的梦来进行处理。确实，我对于许多接受分析者都有印象深刻的体验，当他们的转化过程开始之后——这个过程可能需要好几个月——他们自己能够对其沙画进行意义深刻的解释。他们体验到来自他们的创造活动的治愈力量，这种体验影响了他们的内在成长和成熟。

转化的过程则是不同的。在这种情况下，我们针对的来访者是那些在生活中具有基本健康的基础和稳定的自我的人，但是他们的世界观太过狭

4

沙盘游戏中的治愈与转化：创造过程的呈现

---

① See Ammann, Ruth. *Eine Kinderanalyse anhand von Sandbildern.* Diplomate Thesis, C. G. Jung Institut, Zurich, 1979.

隘、片面或者是令其困扰。他们感到他们有些地方不对劲，烦躁不安且痛苦，甚至抑郁或明显有心理疾病。有些人明显地感觉到（甚至可能从他们的梦中感觉到），他们已从内在做好了转化的准备，意识的扩展是必需的，他们有意识地进入到转化的过程中，而不是纯粹受到无意识的痛苦的驱使。

转化的过程包括，与阴影（shadow）的必要的面质（见插图3），女性层面的转化（见第八章），与自性（self）的相遇，等等。这些能改变一个人的基本世界观的心灵转化，以健康的自我意识和自我价值感为前提。它们代表了自性化（individuation）过程中的步骤。

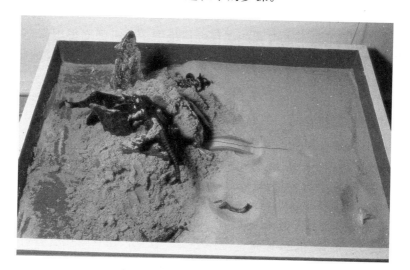

插图 3　一位 40 岁女性的沙画
　　在右方是轻松、流畅的知性世界。生命的红线向左方延伸，穿越了一座桥，引向包含着黑暗魔鬼的天翻地覆的阴影世界。

　　在这样的情形中，接受分析者会努力去理解自己的每一幅沙画，思考沙画的意义，使沙画的意义意识化。分析师接下来会介绍他自己对沙画的看法，并小心谨慎地尝试对沙画进行解释。但是，在这个时候静默不语也是正常的，我们不要忘记，在一个新的世界观形成之前，旧的世界观必须消解和放弃。由于经验丰富，分析师可能会对新世界观的形成略有所知，但是，他绝不能因做出不谨慎的解释而阻碍无法预见的解决方法的涌现（emergence）。在这个过程结束之后，对我来说，仔细地观看沙画的幻灯片是很重要的。

因此，在沙盘游戏的过程中，通过创造性地运用双手，整体的包括心灵和身体在内的转化过程主要是非言语的，只有在后来的阶段，才会根据分析心理学的洞察来进行言语解释。在最初的非言语和非解释性的阶段，分析师持有一种保护的、支持的、非言语的和理解的态度。他把所有注意力都完全集中在接受分析者的转化过程之上，把自己对于心灵的自我治愈过程的信心传达给接受分析者，是通过他作为一个分析师的存在，而不是通过他所说的话。[①] 在治疗时段里，这些无言的静默时刻是特别有意义的，并且极有价值。这并不是尴尬的沉默，而是有意识的沉默。分析师和接受分析者都把他们的注意力集中在接受分析者的内在世界之上，以更好地理解其内在世界。

在接下来的对沙画幻灯片的解释性讨论中，分析师变得更像是接受分析者的一个伙伴，帮助他去理解并找出沙画中的意义，由此把沙画与接受分析者的体验联系起来。

我们可以把分析师这两种不同的治疗态度称为母性的和父性的，或称为女权式的和男权式的。凯瑟琳·阿斯帕（Kathrin Asper）对母性特征（mother-specific）的治疗态度和父性特征（father-specific）的治疗态度进行了区分。[②] 我个人认为最好不要做这样的区分，因为它们常常激活特定的性别（gender-specific）角色。作为一个分析师，我觉得自己既不是母性的，也不是父性的，我对于接受分析者的态度依据他在治疗过程中的需要而定。在创造性的塑形阶段，活跃于我身上的更多是本能的、身体的反应，这些要依靠微妙的感知觉、身体感受、直觉，还有跟接受分析者之间的共情和情感关系。这并不能在无意识中发生，而是有意识地转向这一更为接纳的态度，这种态度可以把握整个人。当我们接下来进入解释—分析（interpretive-analytical）的过程中时，我们唤起的是更为明晰的辨别和调整的功能，如推理以及处于主观评价功能中的情感。

我们也许可以通过关注大脑两半球的不同功能来最好地解释这两种不同的态度。[③] 大脑右半球（右半球影响身体的左半部分）负责整体的、非言语的意象，它在处理情绪信息的过程中扮演重要的角色。我认为身体意

① See Weinrib, Estelle. *Images of the Self*. Boston: Sigo Press, 1983.

② 参见 Asper, Kathrin. *Verlassenheit und Selbstentfremdung*. Op. cit，特别参见"治疗态度"一章。

③ See Eccles, John E. *The Understanding of the Brain*. New York: McGraw-Hill, 1973.

象位于右半球似乎是很有意义的。

大脑左半球（左半球影响身体的右半部分）是语言导向的，它与逻辑和目标导向的思维有关。左半球负责理性和分析工作。

我所描述的两种不同的治疗态度交替牵涉到大脑的两半球，有时候左半球发挥大一些的功能，有时候右半球发挥大一些的功能。并不是说用哪一个就好一些或坏一些，这取决于治疗过程的特定要求。在治疗过程中，我们为世界观的转化而努力，或多或少地同时采用两种态度，保持平衡。

均衡地使用大脑的两个半球不仅对接受分析者有积极的影响，对分析师的精神、心理和身体健康也是极为关键的。根据我自己的经验，我发现有些天我交替使用沙盘游戏治疗和经典的梦的分析时，没有一次接一次地进行言语分析那么累。这也是我愿意看到沙盘游戏治疗受到荣格心理分析师的更多关注的原因之一。这样，在言语治疗中不仅绘画可以得到运用，还可以有一种实际的方法，用于需要在非言语和情绪水平上进行治疗的过程，在这一水平上，形成意象是最恰当的。

如果要从接受分析者的视角来简要描绘一下治疗过程的这两种方法及其结果，我们可以这样总结一下：在最初的塑形阶段，接受分析者被引导去远离批判的、理性的意识。那些与现实无关，但是在多数人身上培养起来的习惯性的抽象理智思维，被沙盘游戏这一方法本身特意回避了。反之，被激活的是想象力和感觉功能，也就是感觉，特别是触觉。[①] 想象力和它与现实的联系激活了情绪和情感，将它们统一起来，并形成了沙画中的意象。稍后我会更详细地解释想象、身体、物质与情绪之间微妙的协调关系（参见第四章）。

在接下来的第二个阶段，我们对沙画进行分析工作，我们激活了接受分析者的观察功能。他必须把所有的沙具都放在适当的位置和相互联系之中，然后同时利用情感和思维来对信息进行评价。这种类型的思考现在不是偏离现实，也没有受到其他人的观点的影响，而是直接指向沙画中表现的内容和接受分析者真正体验到的东西。

在沙盘游戏中，接受分析者各种水平的存在都被激活，因为它指明了一条朝向发展的道路，通过加强或者延缓面对意识和无意识意象时的某些可能性和能力。

---

① 参见 Achterberg, Jeanne. *Imagery in Healing：Shamanism and Modern Medicine*. Boston：New Science Library，1985，特别参见"科学与想象：生理学与生物化学"一章。

接受分析者应当以他全部的存在来走近沙盘游戏，既包括心灵，也包括身体，并全心投入到他所做的一切和发生在他身上的一切当中。对接受分析者而言，沙盘游戏是严肃而意义深远的。在一个有限的空间里，来访者呈现了他的世界。用"游戏王国技术"（world technique）来命名这个治疗方法也是正确的。然而"沙盘游戏"特指用沙子"游戏"这个观念，因此巧妙地表达了沙盘游戏与心灵的联结。当沙子是干的时候，它具有似水流动、起波纹的特性；当沙子是湿的时候，它又具有坚固的特性，能像土一样来塑形。

就像心灵生活本身一样，沙子既是流动的能量，也是静止的能量。有时候我们觉得心神不宁，在追寻着什么，此时构成我们人格结构的石头不像它们曾经有过的结构那样恰好合适，此时我们的观念和价值处在一个不稳固的基础之上，处于变化当中。在这些时候，我们感到"无家可归"；所有的事物都是变动的，我们真的"在路上"。在经历了这种不安宁的时期后，我们又开始让一切回归秩序。我们心灵的大厦正在重建，也许是用新的砖块，也可能是用旧的砖块重新安置，变得合适。我们找到一种新的生命形式，它将在不远的将来给我们带来宁静和平衡的感觉——直到这样的时刻来临，从心灵深处的自性原型中又一次丛集一种改变，并引入一个新的转化过程。

沙子和心灵有很多的共同之处。我知道的物质没有一种比沙子更能代表心灵的能量：流动，运动，寻找形态。它找到了一个新的形态——然后从那儿开始它又再次流动。

那个站在沙盘前面，充满创意地给沙子塑形的人，完全沉浸在他所做的事情中。这种身体与心灵之间的直接互动，一般在经典的梦的分析中是难以获得的。对于两种方法而言，最为重要的是要把在分析过程中所得到的领悟转化到现实中每一天的生活中去。但是，除了针对可能发生的移情和反移情现象做工作之外，分析师对其接受分析者的外在现实生活的观察和了解就相对较少了。分析师只能够依靠接受分析者自己描述其每天的生活，而这样的描述还取决于接受分析者是否诚实。

在经典的梦的分析中，当来访者讲述自己的梦时，分析师也得依靠来访者对于梦的记忆能力。在叙述的过程中，经常发生的是重要的梦总是被"遗忘"，或者经受了审查。此外，来访者讲述自己的梦的方式，要使分析师能真正感受到梦境，而不会把自己的幻想插入进来，这几乎本身就是一门艺术了。在重述梦境时，还有另一个危险就是：如果我们太快想要获得对梦中信息的解释，我们就会错过梦中的颜色以及对梦中体验的情感基调（feeling tone）。

在沙盘游戏中，情形有点不一样。由于接受分析者通常并不知道一个所谓"好的"或者是"坏的"沙画看起来应该是什么样的，因此带有偏见的评价的危险就会变小。同时，由于在沙盘游戏正在进行的时刻，分析师是在场的，所以他能够关注沙盘里的每一个细节，也能够在治疗的一个小时内观察到接受分析者在每个时刻的活动。当然，前提是，分析师要能够——客观而细致地——倾听、感受和观察。通过这一途径，他能够得到关于他的接受分析者的状况的确切信息。有一点要记住，接受分析者或多或少是无意识地在沙盘里塑造他的沙画的，所以他通常没有意识到他使用了什么沙具，把沙具放在哪里。如果分析师知道接受分析者的沙画表达了哪一种无意识状态，那么，他只要让接受分析者关注个别的沙具和它们的位置，就能够对其产生很大的影响了。在我看来，最重要的是分析师和接受分析者一起观看完成的沙画并关注每一个细节。接受分析者能够去说明他放了什么在沙盘中，并学会从其相互关联性来看待沙画中单个的元素。他尝试着在自己的"世界图画"（world picture）中确定自己的位置，不是首先就通过解释，而是通过仔细的观察。

对感觉的微妙运用和对现实的精确观察是我们安全地立足于这个世界必不可少的前提，因为外部具体的现实世界对我们的内在心灵世界有着巨大的影响。我们习惯于这样的想法，那就是我们的内在心灵、精神的世界会在外在现实中表达自己——甚至会在外在现实中体现出来；但是，反过来也同样如此。大自然和人类所创造的环境也会影响心灵。在内部世界与外部世界、心灵与环境之间，存在着不断的交互作用。①

举例来说，对四季的交替变化和自然界的花开花落有深切的、直觉的认识，能让我们理解秩序和规律，而秩序和规律又能给予我们安全感和方向感。我们因此对自然循环促进了演变过程这一事实拥有更多的意识。那些熟悉自然成长规律的人明白，缺乏耐心或拔苗助长是没有用的。不管我们所说的是创造性工作的开展还是世界观的重建，甚至可能是心理分析工作或怀孕过程，都是如此。那些具有更多意识的人会以更大的耐心和更多的关注来对待新生的事物。但是在当今社会，难道情况不是刚好相反吗？

---

① 参见 Ammann, Ruth. *Traumbild Haus*. Olten/Freiburg i. Br.：Walter，1987，特别参见第一章"人与房子的相互帮助"。

我们失去了与自然之间的联系。有多少怀孕的妇女不能或者不愿意——在心灵上和身体上——给予未出生的孩子平静而健康的空间，而这一空间对于孩子的成长是如此重要。

我前面提到过，有很多的人来寻求帮助是因为与母亲的原初关系（primary relationship）受到困扰而痛苦。这通常开始于很早的时期——甚至是在母亲的怀孕期间。在童年早期，母亲或者其他可以与其形成原初关系的人，代表了与世界之间最重要的联系。事实上，对于孩子来说，这个人（如母亲）就是整个世界。如果这个人与其自己的本性没有建立一个好的或者是信任的关系，那么孩子又怎么能获得安全感，获得对世界和对自己生活的信任感呢？

在我看来，一个人不了解或者是不关心某类自然过程，比如，太阳和月亮的轨道，星宿的位置，会给他对这个世界里的自己的生活的基本信任感带来负面的影响。在转向抽象知识和技术之前，年轻人应该观察并了解自己生活的基础，比如说他自己的身体和他身边的环境；同样，也要了解更大的环境里的动物、植物世界，自己的生态系统，这看起来不是很自然的吗？我强烈地感到，去爱自己的孩子，哺育孩子，保护孩子，是远远不够的。一个好的母亲或者父亲应该向孩子介绍大自然母亲的天性（Mother nature's nature）的要素，不仅是内在的，也包括外在的。孩子永远不能在学校里学会信任他自己的心灵和身体，或者获得关于健康和疾病或自己的性别特征的知识；这些必须通过父母在日常生活中做出的示范而获得。

对表面上似乎不言而喻、习以为常的自然过程的漠不关心，甚至是蔑视，还会渗透到对人类身体的漠不关心和蔑视；应当说，这是有害的。身体变成了心理不受重视的附属物，而心理很明显享受着特权。在这里，我所指的身体不是指一个展示健康和美丽的物体这个意义上的身体，而是把身体看作我们整体的一部分，它与这个世界里其他的具体物体之间的联系，服从于生长和衰退的规律。

可以说，身体处在不大被重视的地位。或者说得更严重一点，就是心理与其尘世的、人类的局限性（conditionality）之间的灾难性的隔绝。我们可以从幻想中以及各种形式的行为中观察到这种隔绝，例如，由吸毒、酗酒引发的醉意醺醺，喋喋不休的自言自语或者做白日梦的习惯，或者是某些仅仅导致人格结构膨胀的心理训练营。我们可以推测这些人想要逃离不满意的生活。正是基于这些理由，我们在治疗的过程中既不能忽视具体的环境，也不能忽视作为我们人格整体的物质载体部分的身体。否则，我们就会陷入抽象与具体、精神与物质世界分裂的危险之中。就像我已经提到过的，在精神与物质世界存在不断的相互作用和互惠的互动。忽视了一方就会不利于另一方。而当我们关注其中一方的时候，另一方同时也得到了加强。

先前我提到太阳的运行过程和星宿的位置。在神话传说中，英雄通过太阳、月亮或者星星提供的方向来寻求帮助。让我举一个小小的例子来说明日常生活中这一事实的重要性。一个 9 岁的男孩因为严重的焦虑来寻求治疗帮助。他有多种恐惧，其中的一点就是他害怕会在我的诊所所在的大城市里迷路，找不到回家的路。当然，他的焦虑也是他内在感觉迷失的一种表现，但也不仅如此。我在沙子上面画出了城市的大致平面图。然后我们放了一个十字架，四个主要的点在沙子上都标出了标记。他知道他的家就在我的办公室东面的某个地方，但是他怎么知道哪里是东面呢？我们一起观察并讨论了四季的特征，一天之中太阳的运行轨迹，并把它跟季节的变化联系起来。很快，小男孩发现了如何定位南方，由此，他知道了东方的所在。如果到了晚上，太阳不再发光，那怎么办？他观察到——有一些知识他是跟父亲学的——有那么一颗星星总是指明北方。对太阳和星星的这种体验大大地减轻了男孩的焦虑。它们给予这个小小的人格——在如此大的世界里——不断增长的安全感。

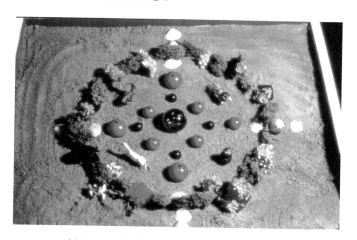

插图 4　心灵花园：一位 42 岁女性的沙画
一幅沙画可以看做一个人心灵的花园，在这里，内在和外在一起呈现出来。在这个受到保护的空间里，个体能够学会观察和辨识内在和外在世界之间的互惠互动。

这个例子看起来似乎微不足道，但是有几个成年人知道自己起居室的窗户朝向何方？在他们的花园里有什么植物、鸟儿和昆虫？又有多少人了解自己心灵的花园？

为了强调大自然在人类的心灵中所起的不同寻常的重要作用，我想引用劳伦斯·冯·德·普司特（Laurens van der Post）这位伟大的作家和研究内在和外在世界的专家的话：

> 如果我们打算研究欧洲的历史，研究我们大多数的价值观所植根的文明，我们会发现，随着时间的流逝，人类的文明出现了一个灾难性的分裂。我们变得越理性，就跟我们最初的信仰，"被了解（to be known）"，以及归属感的联系越远。这一分裂导致我们的心（heart）和心理（mind）的意义的丧失。

他接着写道：

> 导致现代世界一个巨大误解的原因是我们有这么一个观念：我们内在的一切都是主观的，真正的客观世界存在于我们的外在。这个观念既错误又荒谬。我们身上存在一个不可测量的客观世界。这个世界令今天的心理学家越来越着迷。他们已经发现，这一分裂，今天社会的类似精神分裂（quasi-schizophrenic）的心灵状态，是对这一内在世界否认、忽视和不当开发（exploitation）的结果。这个世界与未开发的荒野一样非同寻常，客观而自然，这是我们自己心灵的花园。
>
> 卡尔·古斯塔夫·荣格，可能是我唯一认识的伟大的人，他曾经告诉我，还是一个小孩的时候，他就悲伤地发现，世界上存在两种意识状态：一个他称之为自然的或者是乡村意识（country-consciousness），另一个他称之为城市意识（city-consciousness）。在荣格看来，随着时间的流逝，第二种意识，就像我渐渐发现的一样，变得越来越不真实，令人恐惧，给人噩梦般的感觉。在他内心，不时有一种渴望，渴望回归自然或者是乡村意识，这一渴望变得越来越强烈而迫切。"我对城市那令人恐惧的生活越熟悉，我就越是坚信：那些我正在接受为'现实'的根本就不是现实，而是人类精神的扭曲和堕落，现在却号称为'现实'。我渴望另一种现实，在我看来，这种现实正缺乏，或已经丢失。我有一个愿景中的世界，那是位于河流和森林之间的乡村，有人，有动物，太阳照在小山村上，云彩飘扬，夜晚是清澈的黑夜——这个世界，总的来说，什么辉煌的、不可思议的和不可

预料的事情都可以发生。"①

这就是劳伦斯·冯·德·普司特所描写的当我们忽视我们的外在和内在世界时，我们的心灵所受到的影响。劳伦斯·冯·德·普司特所引述的荣格的反思也讲到了对自然意识的渴求，也提到了荣格为一个充满了意义与秩序的自由的大自然赋予的重要性。

在我看来，对沙盘游戏的介绍，如果不提及沙盘游戏与炼金术之间存在的显著关联，将会是不完整的。有一段时间，我常常对这两种方法的相似之处感到震惊，两种方法都重视把物质的、具体的操作和对操作过程的理论和心理学的详细解释结合起来。在炼金术中，具体操作被命名为"operatio"，而理论解释被称为"theoria"。它们一起形成"opus"（作品），或者称为炼金术作品（alchemical work）。想象在炼金术和沙盘游戏中都扮演了很重要的角色，在两种方法中，想象活动是由物质、身体和心灵成分的相互作用而产生的。

《回忆·梦·思考》一书中，② 荣格在描述他对炼金术的文本所做的工作时，提到他是如何迅速地看到分析心理学与炼金术之间的明显一致的。他发现炼金术士的体验和他自己的体验是一致的，而炼金术士的世界，从某种意义上来说，也是他自己的世界。可以说，他找到了他关于无意识的心理学的历史上的对等物（counterpart），由此他能够为他的心理学提供一个历史基础。分析心理学与炼金术之间进行比较的可能性，以及可以追溯到基督时代的诺斯替宗教的延续性，为他的工作提供了基础。荣格对这些古老文本的研究帮助他找到了自己的理论基础。现在，他能够将他想象的图画世界和他在实践中收集起来的临床资料放置在历史的视野中，并通过有意义的方式为这些要素排序来得出结论。

在其他地方③，荣格提到炼金术为无意识的心理学铺垫了一个最重要的基础。第一，因为炼金术不经意地留下了宝贵的图示素材，对于象征的现代解释具有极大的重要性；第二，因为炼金术凭借其有意图的人工合成的努力，暗示着跟接受分析者的梦类似的象征程序。荣格接着写道：各种

---

① See van der Post, Laurens. *Die Wildnis im Garten der Seele*, in Spinx Magazin, H. 32 Juni/Juli 1985.

② See Jung, C. G. *Memories, Dreams, and Reflections*. New York: Random House, 1965.

③ See Jung, C. G. *Collected Works* [abbr. CW], 2d ed. Princeton: Princeton University Press, 1970.

对立物的整个炼金术过程可以很轻松地说明个体的自性化之路，不同之处在于没有一个个体能够达到炼金术的象征意义之丰富与巨量。其优势在于这种象征意义已历经多个世纪的成长与发展，而对于个体而言，其生命短暂，只能拥有有限的体验和表达能力。

炼金术的象征不仅对于梦的素材的扩充（amplification）具有非凡的价值，而且对沙画的解释也非常有帮助。我们可以在炼金术过程中单个的步骤与沙盘游戏工作中的心灵转化过程，特别是自性化之间，看到相似之处。心灵的过程以同样的、一般而言有效的模式来取得进展。这可以说明一个事实，即我们可以在基本的结构中发现这些过程得以进展的途径的相似之处。我们不仅可以通过梦的分析或者沙盘游戏中出现的过程和象征发现它，而且可以在炼金术中找到它。不同的是每种方法采用不同的途径和形式。

对我而言，再次提到炼金术的"工作（work）"是很重要的，因为从中我们可以找到与沙盘游戏最重要的联系。荣格在《心理学与炼金术》中写了下面有关这一"工作"的话。

> 炼金术的基础是工作（opus）。这一工作部分是实践性的，是操作（operation）本身，被认为是对化学物质进行的一系列实验……笼罩在炼金过程的深远黑暗来源于这样一个事实：虽然炼金术士对工作中的化学变化部分感兴趣，可他也用它来为真正使之着迷的心灵的转化来设计系统的命名……炼金术的方法，用心理学的说法，就是一种无限的扩充（boundless amplification）。在处理那些实在是含混不清的体验时，扩充通常是很适合的，这些模糊的体验必须在心理学的情境中进行扩充和扩展，以求得对其透彻的理解。这就是为什么在分析心理学中，我们常采用扩充法来释梦，因为梦如果没有得到丰富，则只是一个过于微弱的线索；通过大量的联想和类比来丰富，梦可以扩充到一个可以理解的程度。这种扩充成为工作的第二个部分，炼金术士将其理解为理论。[①]

插图 5 说明了炼金术"工作"中两个相互作用的方面。在右边，是一个在其实验室里忙于手头工作的男人。他代表了操作（operation），是实践活动或者是炼金术工作中的操作方面。在左边，我们看到三个男人，一

① See CW, vol. 12, par. 401 and 403.

个修道院士、一个僧侣和一个外行人，他们聚在一起商讨。他们代表理论（theoria），是炼金术工作的理论方面。在中间，在火炉的顶部，有一个三脚架，上面是一个圆形的炼金容器，这是活动的真正中心，因为在它里面，正在发生物质的缓慢转化。

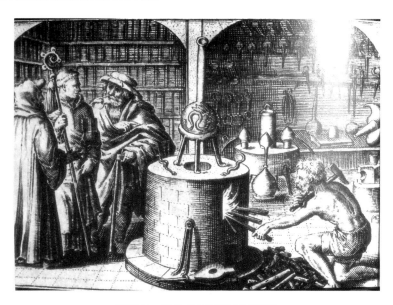

插图 5　炼金术工作的历史图片

　右边是实际工作的人（操作），左边是正在商议的修道院士、僧侣和外行人（理论），而中间是炼金术的容器。

　　在我看来，文字和图画清楚地表达了炼金术和沙盘游戏之间的关系。因为沙盘游戏也是把操作（即沙盘中的实际工作）和理论（即对活动的理论解释）结合在一起了。我们可以从比喻的角度把沙盘看作炼金容器，在其中发生着心灵物质的转化。这里是一个保护性的空间，是女性的子宫，在其中有可能发生整体的更新或者重生。而更新通过想象的治愈和转化力量开始初具规模。

第二章 应用事项：沙盘游戏治疗的操作

我在导引中提到，沙盘游戏是一种动手操作的方法。我们在沙盘游戏治疗室的中心位置放置一个沙盘，沙盘放在如餐桌一样高的高度，尺寸为22.5×28.5英寸（57cm×72cm），这样的大小正好和一个人站在沙盘前的视野范围相当。沙盘深度约为3英寸，里面装满了细沙。我们可以在沙中工作，或把沙堆到一定的高度。沙盘底部漆成蓝色，这样如果我们愿意，就可以在沙盘底部营造一种水的幻景。当然，我们还可以把真正的水和沙搅和在一起，这样就可以更好地用沙子塑造各种形状，如可以创造出各种潮湿的地形，类似沼泽或湿地。由于沙子不会在一两个小时内就变干，所以房间内摆放两个沙盘就是很好的主意，这样随时都有干沙可用。

此外，治疗室里还应有形式各样的缩微造型（miniature figures），包括来自不同历史时期的人和发挥各种作用的人，动物、树木、植物、花、房子及相应的器具，有宗教色彩的建筑物和宗教象征物，桥、汽车和其他许多东西；同时也要有石块、木块、玻璃球和彩色的玻璃石子、贝壳，还要有其他种类的原材料，这样可以制作出那些不是现成的东西。我们永远都不可能拥有所有渴望得到的沙具，但这可以激励接受分析者去创作属于他自己的沙具。真正重要的并不是沙具的总数目，而是我们能提供的沙具所具有的象征价值。有一点很重要，就是不要只是准备那些看起来明快、友好和漂亮的沙具，也要准备那些看起来丑陋、阴暗、邪恶和可怕的东西。同样重要的是要备有那些来自外国文化的有象征意义的沙具，它们可以用来说明"完全的他者（wholly other）"，即心灵中陌生与异质的部分。

在治疗的一个小时之内，接受分析者在沙中表达在他身上自发丛集（constellated）的东西。他完全是自由的，可以去玩沙，也可以不玩沙，随其心愿。分析师不给他任何指示。如果看起来有必要，就可以使用沙具，但也有一些成人仅用沙子来塑形。

有些治疗师批评长方形形状的沙盘，建议沙盘应是正方形或者圆形的，因为这样的形状增强了心灵的集中性和贯注性。我认为这是完全错误

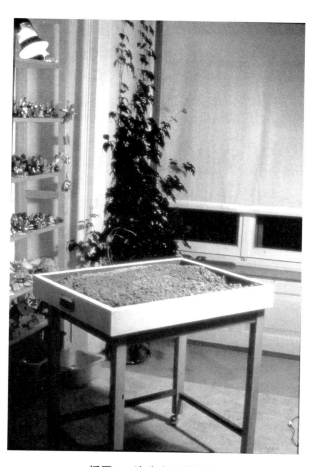

插图 6　治疗室里的沙盘

的。只要去体会一下，一个正方形或圆形，或长方形的房间，对一个人产生的影响有多不同。由于长方形空间的尺寸不等性，营造了一种紧张、不安和活动的欲望，一种前进的渴望。而正方形或圆形的空间，营造出一种平衡、安定和朝向中心的专注。我们或许可以这样比较，心理分析的过程犹如在一个没有定下中心的空间中去持续寻求一个中心。一个人有时站在离右边很远的地方，有时又站在离左边很远的地方；或者他会在太高和太深之间犹豫不决（接受分析者明显是朝着沙盘的四个侧面向上或向外工作的，我们可以在长方形的沙盘中看到这些情形），直到最后他在长方形的沙盘中找到自己的中心，个人的圆形。

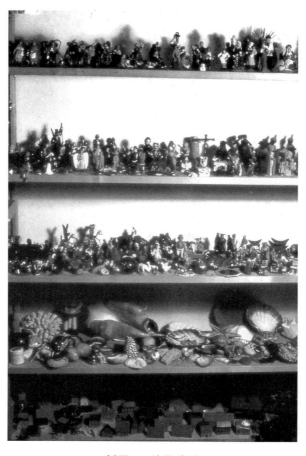

插图 7　沙具造型

　　在这里，我打算就沙盘的空间再补充一些个人的思考。在一个小时的治疗刚刚开始之时，接受分析者发现沙盘是中性的，只是装满了表面轻轻抹平的沙子。我们都知道，人类的表达是需要空间的。反过来说也是正确的：空空如也的空间允许生命得以创造，它们也诱使一个人用生命来填满这空白的空间。①

　　让我们来看一些简单的例子。我们在一个小孩面前放上一张空白的

---

　　① 　参见 Ammann, Ruth. *Traumbild Haus*. Op. cit，特别见第四章"生活空间——生活之梦"。

纸，并给他一些蜡笔。通常情况下，孩子都会毫不犹豫地画起画来。如果我们给孩子一个沙盘和一些沙具，也会发生同样的事情。孩子很快就开始玩起沙子来，开始堆出山脉和山谷、湖泊和森林，创造出街道和房子，把人和动物安放好，直到整个空白的空间充满了生命。只要允许孩子纯粹去玩，而不是要求他一定要成就什么东西，这些情况通通都会发生。如果真是这样，一个什么东西都没有的沙盘很快就充满了来自孩子内心世界的生机盎然的图画。这些图画就在那里，它们希望朝外流动，它们只需要一个空间去表达它们自己。这就是治疗室里的沙盘对于有心理困扰的孩子而言，几乎具有像魔力般的吸引力的原因。

　　不单是儿童，成人也同样需要各种空白的空间去表达他们的幻想，为他们内心的图画赋予形状。我们的生活空间狭窄而拥挤，不允许变化和更新的发生，这种狭窄和拥挤就是幻想和生命历程的敌人。这不仅相对于外在世界而言是正确的，从象征的意义上说，心灵的生命空间也是如此。我们的头脑中被各种知识和信息塞得满满的，耳朵里充斥着街道的噪音、收音机的噪音和来自内心的噪音，而我们的心中积满了被压抑的情绪和情感。

　　因此，非常容易理解，即使是成人也会自然而然地被表面抹平无人触及的沙盘所吸引，在其中一切依然是有可能的。有一些成人和儿童会很自如地构建沙画，不会有要去表现的压力。但我们也不要忘记：那些来寻求心理治疗的人往往是不能在沙盘中自由而轻松地表达自己的。他们害怕未被触及的沙盘或者是一张空白的纸，因为他们害怕自己的阴影人物（sha-dow figure）、恶魔的形状或者是一些令人恐惧的意象会从这样的空白中显现在自己面前。

　　有自恋障碍的人有一种倾向，就是他们那自诩伟大的错觉被发展到无限大，使得对他们而言什么是有意义的，也是可实现的这一框架被破坏。基于这一原因，沙盘被限定到一个特定的尺寸。这是一个可以控制的尺寸；一个人只要一眼就可以看见整个沙盘，避免了幻想的漫溢。

　　在任何情况下，沙盘都能深深吸引儿童和成人，因为他们都有一种人类深层次的需要，就是表达和塑造他们的世界。他们认为沙盘游戏是具有创造力的、有效的和具有治愈作用的活动。但是也有部分人，尤其是在刚开始时，走到沙盘跟前时会感到恐惧。

　　沙盘，作为心灵的转化在其中得以发生的容器，可以等同于被炼金术士称为"密封细颈瓶"（vas hermeticum）的密封容器。这个容器或"双耳

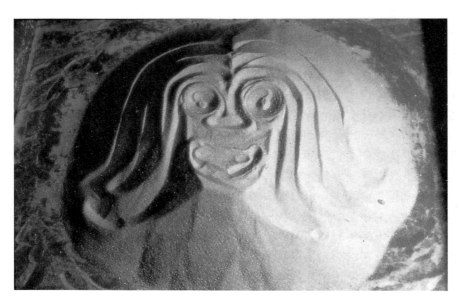

插图 8　沙中出现了可怕的意象

喷口杯"（krater）是女性的象征，最初的含义是指一个装满了灵性的容器，它是由造物主送到地球上来的，目的是使那些渴望拥有更高意识能力的人能够在里面接受洗礼。它是一种精神的复活与重生的子宫。然而，完全沉浸在一些陌生的东西里面，起初看起来会是令人恐惧的。

只有身处被多拉·卡尔夫称为"自由和受保护的空间"的环境中，接受分析者才能克服这一恐惧，以信心和信任感来进入治疗的过程。多拉·卡尔夫针对接受治疗的儿童写了下面的话：

> 只要治疗师能够完全去接纳孩子，治疗情境（therapeutic situation）中的自由空间就会出现，那么作为一个人，治疗师就会成为在治疗室里所发生的一切事情的一部分，而孩子本身也是其中的一部分。在他所有的表达中——不管处在悲伤中还是处在喜悦中——当孩子感觉到自己不是独自一人时，他就会感觉到是自由的，同时又是受保护的。为什么这种信赖的关系很重要呢？在某些情形下，第一阶段的情境，即母亲—孩子统一体（mother-child unity）的情境，可以重新建立。这一心理的情境（psychic situation）能够营造出内在的安宁，这种安宁包含了整体人格发展的潜力，包括理性层面和精神

层面。

　　　治疗师的任务就是去感知这些力量，并且就像一件珍宝的守护者一样，在其发展的过程中去保护它们。对孩子而言，治疗师代表着守护者，代表着空间，代表着自由，同时也代表着界限。①

　　对我来说，这是一段关于"自由和受保护的空间"的宽广意义的优美描述，同时它也是关于治疗师对待成年的接受分析者所必须持有的治疗态度的描述。让我再次说明一点，沙盘的大小，代表了同样大小的视野范围，是很好地符合人性的量度；通过设定限制，接受分析者可以更好地聚焦并集中思想。被限定了尺寸的沙盘能让分析师只需看一眼就能够识别一幅沙画中那些变化多端的、令人迷惑且往往会自相矛盾的因素并进行整理。我非常重视能把思想集中在这个视觉场（visual field）里，因为一方面来看，大量的能量还能保持下来以接收其他的信息。例如，我聆听接受分析者向我诉说关于沙画的事情，或者是他日常生活的经历。我尝试利用直觉来了解接受分析者在那个时刻身体的体验是怎样的；我也会思考在沙盘中所发生的事件的意义。另一方面，在一些重要的时刻，我可以全神贯注地把自己的能量全部投入到沙盘中所发生的事情上。毕竟，这是治疗过程中的焦点所在，同时也是接受分析者和分析师之间的治疗关系的焦点所在。

　　有人可能会问，为什么我们在沙盘中使用的材料是沙子，而不是陶土。一个女性接受分析者讲述了与此相关的观点，她的观点相当美妙。她说："石头是原始的物质。沙子是被无限的时光磨碎的物质。它提醒人们要把永恒牢记于心。沙子是一种已经转化了的物质，它几乎变成是流动的，具有灵性的。"这是千真万确的！干的沙子能够缓缓而流，几乎是液态的。它很轻，当我们用双手触摸沙子时，会感觉很柔软，很细腻。

　　我们用双手在干沙中拨弄，就会留下水波般的图案。我们还可以吹动沙子，从而创作出精巧的形态，而这样的形态只能是由风和沙子共同构成的；它们还唤起了沙漠的意象（参见插图9和插图10）。抚触干沙能够令人放松，不但让人想起童年时的游戏，或许还使人回忆起母亲或其他亲人那温柔体贴的抚摸。也有一些人，只要稍稍碰触沙子，就会体验到强烈的悲痛。他们可能会痉挛般地哭泣，因为沙子使他们突然想起自己那种渴望

---

① See Kalff, Dora M. *Sandplay*. Op. cit. p. 30.

被人爱抚和渴望温柔地抚摸他人的强烈愿望。母亲与孩子之间那种亲密的身体接触，对于孩子的幸福和成长起着非同寻常的作用。同样在后来的生活中，人们依然渴望身体的靠近和充满爱意的抚摸。

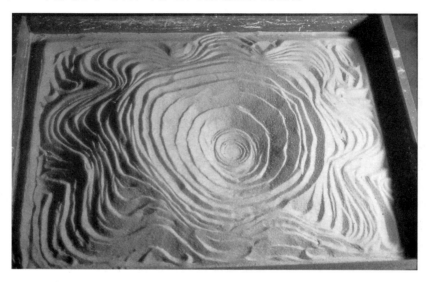

插图 9   一位 35 岁男性的沙画

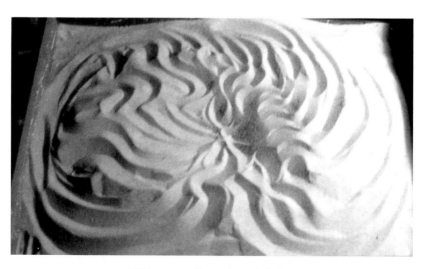

插图 10   一位 40 岁男性的沙画

沙盘游戏中的治愈与转化：创造过程的呈现

混合了水之后，沙子的颜色会变得更深，开始具有泥土的特征。沙子变得牢固，可以用来造型。现在我们可以创造各种景致，或者是各种类型的三维结构（参看插图 11）。（我想在这里提一下，那些不知道或者不愿承认自己人格中黑暗面和阴影面的人，往往很难去创建三维的形状。）可是沙画或者沙雕是不会保留下来的。当沙子变干时，它们不会变得更加牢固，也不会永久存在，而陶土，举例来说，做成的沙具是可以保存下来的。在短时间内，沙雕就会土崩瓦解。

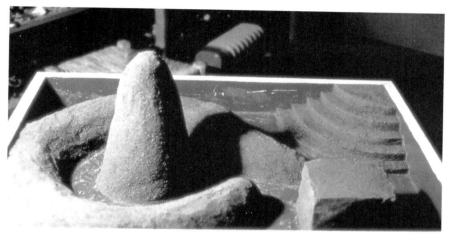

插图 11　一位 38 岁男性的沙画

正是这一点对于我来说是极为关键的：沙画并不是那些会永恒存在的艺术作品，即使有时候我们发现它们很漂亮，令人印象深刻，它们也不应该固定保留在外部世界中。它们是可以看到的心灵意象；每一位接受分析者（顺便提一下，分析师也一样！）在沙盘游戏的一小时过后，会把沙画留在心中，沙画仍会影响和作用于心灵，那么转化就有可能发生，这一转化会在新的一幅沙画中表现出来。在沙盘中，沙画会被拆掉：分析师会把它清除干净。也可以这么说，接受分析者在每一个小时内——在沙盘中——所表露的东西是一个没有成形的世界，而从这个未成形的世界中，接受分析者可以形成他个人的世界。在他的心灵中，意象会被保存，但是在沙盘中，它会转瞬即逝。沙子又再次变成了一个没有形状，没有目的的世界。对接受分析者而言，那个保留着他的沙画的内心世界，和我们的外在世界，也就是所谓的物质世界，是一样真实的。实际上，由于其无限与永恒，内在世界是更真实的。沙子是如此恰到好处：它是最好的媒介，能用三维的形式来表征我们的内在和外在世界，而我们的内在和外在世界也是处于不断变化中的。正如我的接受分析者所说的："沙子是被无限的时光磨碎的物质。它提醒人们要把永恒牢记于心……"外在世界对于内心图画的形成是非常重要的，然而却只有内心的图画才能在心灵中活跃起来。

为了进行档案记录并控制整个治疗的过程，分析师应该简单勾画出每一幅沙画，把重要的内容都记录下来，并且要拍下一张或更多的照片。从接受分析者站的位置来拍照是相当重要的，这样，我归纳出来的图（见第五章图5-1）就可用来帮助解释空间现象中的象征性方面。对于我来说，同样重要的一点就是要记录好沙盘游戏中实际的光源。拍照时，分析师应当把一个照相用的泛光灯放在恰当的位置来重新创造出光源，因为往往会发生这样的情况，接受分析者把沙具放在阴影中，实际上是象征着自己人格中的阴影部分（参看插图36）。在拍照时，不宜使用闪光灯，因为重要的阴影会被破坏掉，导致很难识别原来的结构。通常，沙的结构，作为基础性的元素，和放在沙上的沙具一样，也是具有表现力的。

沙盘游戏中的治愈与转化：创造过程的呈现

第三章　为什么需要沙画

　　在前一章中，我已经介绍了沙盘游戏中提供给接受分析者的材料。但是，为什么我们需要这样的沙画呢？为什么我们希望去激活或重新激活这些大多属于无意识的心灵意象和存在状态，并让它们在沙中呈现出来呢？为了说明这个问题，我需要对有关我们对于意识的理解和我们称为无意识的东西做一些注解。

　　每个人迟早都会认识到，他的整体人格包含了更多的部分，而不仅仅是他所意识到的自己这一小小的部分。我们对于世界和宇宙的认识也是一样。我们在意识层面知道得越多，就会认识到我们不知道的更多。正如我们作为有意识的存在是宇宙的一部分，我们无意识的一面也是交织在集体无意识中的。

　　大多数人从自己或者从其他人身上认识到，有不同类型的意识。我们知道有一种冷静的、非情绪的意识，这种意识主要由清晰的、容易理解的事实构成，它在系统和逻辑的思维中表达自己。这种意识是我们的理性意识。

　　然而，我们也知道另一种意识的存在，这种意识很难去描述。它更多是由意象、情绪、情感和直觉所构成，不是客观冷静、实事求是的，而是充满了模棱两可和流动性。这种类型的意识不会去寻求线性的目标，而是把外在和内在世界所接收到的无数信息慢慢交织起来，形成一幅综合的图像。这种意识看起来似乎是混乱的、散漫的，但实际上并不是必然如此。当一个人处于这样的意识状态中时，他的自我（ego）能够保持平衡和稳定。但是要去聆听这样的一个人，去与他的心灵接触，需要更多的时间，更多的耐心和共情。

　　我们经常说，女性的意识更加模糊和散漫，并且她们不会逻辑地去思考。对于某些女性而言，可能情况确实如此，但是并没有理由给予它一个负面评价。把握事物，并以更为全面的方式来把各种事物融合起来，会更加多彩而丰富，并且更为详尽。我们会听到一种中间的、不经意的强调，唤回我们失去的念头，重新获得一种直觉。这种图像化的和想象性的意识更接近无意识，接近心灵的创造性基础。因此，与通常只关注纯粹的事实的理性意识相比，它更为自发地产生，更具流动性，并充满生机。

此外，还有我们的身体意识，这种意识是最难用语言来描述的。要准确地描绘一种意识水平，需要用这个意识水平自身的术语，或者是与它关系密切的术语。身体意识只能通过身体来体验和恰当地表达，很明显的途径是在舞蹈中，而更为隐晦的途径则是在我们日常的活动中，当我们的身体在运动并且体验自身的时候。知觉和表达我们本能的微妙系统也属于身体意识。比如，在亲密的恋爱关系和早期的母子关系中，当极为微妙的、非言语的、非意象性的身体能量的交流发生时，我们就可以体验到这种身体意识。母亲和父亲把婴儿紧抱在靠近心脏和腹部的位置，并不是毫无理由的，因为正是在靠近心脏和腹部（peritoneum）的地方我们能体验到身体意识的中心。

我所描述的不同类型的意识在某些人身上可能发展得更充分，例如，他们更容易有意识地获得这类意识。但在另一些人身上，它们会是前意识、无意识、退缩和受创的，不管属于何种情形，它们都是不受他们支配的，尽管它们通常还能够发展。在沙盘游戏这一心理治疗方法中，我们首先——在创造阶段——唤醒并发展身体意识，同时也发展图像的、想象性的意识。然后，在解释沙画的时候，我们发展我们的理性意识。

但是，我们说无意识（unconscious），意思是什么呢？而无意识通常被我们称为"潜意识"（subconscious）。无意识并不由"潜意识"构成，潜意识是位于我们意识层面之下的一些东西，尽管我们通常认为它是更低级的，或者我们好像需要去压制或者压抑它。无意识从四面八方来与我们相遇：从我们不知道其精神的物质；从我们自身的身体和心灵，而心灵的实质我们不能由直觉知道和洞察；从我们无法把握其一致性和规律的宇宙；从集体的心灵，其无意识层面我们称之为集体无意识。顾名思义，无意识就是我们不能意识到的一切，或者是其存在于我们只略知一点或者完全不知道的东西。但无论如何，无意识依然存在并对现实世界产生影响。

有许许多多的东西是客观存在的，但因为我们意识不到它们，它们对我们而言就是不在场的；这一点可以从我实践中的一个小小例子看出来。接受分析者经常会说："你又买了这么多新的沙具。我从来没有见过这个，还有那个。都是新的。"大多数时候我不得不告诉他们，这些沙具并不是新的，它们在沙具架上已经有几年时间了。这时，接受分析者会很惊讶，这些东西是客观存在的，但是由于他们没有意识到它们，所以看不见它们。

这就意味着一个人真的只能看到他所意识到的东西，不管是内心世界还是外在世界。但是，父母、老师或者治疗师可以在恰当的时机指出外在的真实性（realities），由此激发变得更有意识这一过程。这就是为什么准确、细致地观察沙画是如此重要的原因：外在的真实性能变成心灵的真实性。

因此，无意识就是我们的意识没有（或还未或再也不会）知觉到的真实性的无限源流。个人无意识（personal unconscious）包含那些在个体的生活中所获得的素材。这些内容被认为是个人的，因为我们可以在我们自己的过去找到它们的来源。属于全人类的特性，荣格称之为集体无意识。人类心灵的这一基础，就是意识植根和发展的肥沃土壤和母体。

一个人的心理反应，包括其智力方面的能力，都受到这个最初始的母体的影响，并且注入了来自具有情感基调的心理意象群（clusters of fee-ling-toned mental images）的能量，我们通常称之为情结（complexes），情结围绕某一个核心而形成群组。某些情结可以从特定的生活经验中获得，但很多其他的情结似乎是来自遗传结构。这可以解释这样一个事实：在没有受到外部的影响的情形下，来自不同地域和不同时代的人们会表现出相似的情绪、情感、心理类别和联系。这些普遍的情结，作为人类心灵的动力核心，荣格称之为原型（archetype）。通过这些原型，在迥异的文化和差异极大的人们中产生了相同或相似的象征意象。由于原型的存在以及它们对心灵产生的有力影响，我们可以这样说，某些人类的状态和过程经常以相似的象征性意象来表现，不管是在梦的分析、沙盘游戏中，在神话和传说中，还是在炼金术中。

我们要牢记的是，无论是个体的心灵还是集体的心灵，都有光明和黑暗的一面；也就是，它们既包含建设性的、促进生活的一面，也包含破坏性的、否定生活的一面。无意识的内容一方面可能是导致心理崩溃的原因，如在精神病发作期间，但另一方面，它们又表现出独特的治愈因素，如在治疗过程中。因此，如何处理这些无意识的内容对个人和集体来说，都是非常重要的。

许多人面对无意识的影响时紧闭心门。这可能是因为他们害怕没有能力去应对这些内容，也可能是因为懒惰和无知，但是，也有可能是因为人们需要目标导向的、理性的意识，所以必须排除这些无意识的影响。然而，当这些无意识的影响被排除的时候，治愈和互补的力量也同样被排除了，而我们需要它们来保持良好的心理健康状态。对此，荣格做了如下的描述：

> 我们需要无意识的内容来补充我们的意识态度。如果意识的态度只是在很轻的程度上提供"导向"，那么无意识就能够自己协调一致地流动……在意识的过程中，具有导向性（directedness）是绝对需要的，但是，就像我们所看到的那样，这就必定带来不可避免的片面性。由于心灵是一个自我调节系统（self-regulating system），正如身体一样，因此这种具有调节功能的反作用（counteraction）通常会在无意识里发展。如果不是意识功能的导向性，无意识的反作用的影响就会不受任何阻碍而发挥作用。正是这个导向功能将它们排除在外。当然，这样并不能抑制反作用的影响，它不受任何事物的干扰而继续运行。然而，它的调节作用被批判性的关注和有方向性的意志消除了，因为反作用本身似乎与意识导向是不相容的。从这个意义上说，文明人的心灵再也不是一个自我调节的系统了……①

从这些话语中我们可以看出，一方面，如果允许无意识的调节作用自然发挥其功效的话，心灵就会是一个自我调节系统。而另一方面，社会文明需要一个稳定、平衡、目的明确的意识，它要以特定的力量和果断性来与无意识的威胁对抗，因为这些无意识的影响在特定的时刻可能是不适当的。有相当长的一段时期，与目标定向、逻辑思维联系的左脑被认为是起决定性作用的，相对来说有更为重要的价值，这并不是毫无理由的。与情绪更为相关的右脑有着产生意象的特性，它更接近无意识，更为非理性，因此也不符合某些文明进程的需要。

由于这一原因，右脑的功能并非处于劣势，而是为了有利于文明化的进程，其功能的一些作用必须被延迟。为了个体的发展，同样也为了整个人类种族的发展，某些优先发展有着绝对的重要性。但前提必须是有助于发展而不是阻碍发展。一旦在发展中出现僵化和停滞，那么另一方就必须再次纳入发展。形象一点说，在一段时间里，人类为了锻炼某一条腿，可以用这条腿单脚跳着前进，但是一段时间后，另一条腿也必须参与前进，不然的话就会失去整体的平衡，人类也会变成瘸子。

沙盘游戏中的治愈与转化：创造过程的呈现

---

① See CW, vol. 8, par. 158, 135, 159.

大多数人没有注意到无意识里呈现的潜能。他们仅仅注重意识过程。于是，冲动和梦，这些无意识最自然而然的表现，并没有被察觉，或者干脆被抑制了。因此，无意识的调节功能也大部分被消除，但正如荣格所说的，"它不受任何事物的干扰而继续运行"。简单来说，不重视这些对心理平衡有着重要作用的无意识内容，会迫使它们寻找其他的表达形式，也许是焦虑、抑郁，或者是各种身体症状。

心灵的自我调节可能在童年早期会受到扰乱。儿童还没有发展他们的目标导向的意志，因此无意识的调节的影响应当自然而然地发挥作用。然而，由于缺乏对内在世界和外在世界的分辨能力，儿童会认同为他们的父母（他们的家庭），并且经常受到这种认同的阻碍。儿童的自我调节受到父母批判性的关注和指导性的意志的干扰，特别是涉及父母从未激活的无意识生活时。之后，学校训练孩子"做好工作"。虽然学校必须促进意志的指导性，但是有时候，这方面的要求超出了孩子的负荷能力。

在孩子的闲暇时间里，只要被允许表达他们自发的灵感，自我调节的潜能仍然是存在的。但是，规定的休闲活动经常是由父母来安排而不是由孩子自己来决定的。

为孩子的自我调节提供合适的环境，确实是一个艰难的挑战，即使对于一个有责任感的教育者来说，也是如此。教育和限制对于形成和培养适应环境的人格都是必需的；与此同时，我们也必须给孩子内心最深处的灵魂以机会去表达自己。

关于儿童的原型（child archetype），荣格写道：

> "儿童"……代表了每一个人身上最强烈的、最不可避免的强烈愿望，也就是实现自我的强烈愿望。可以说，它装备了所有的天性和本能的力量，是无法去做其他任何事情的体现……自我实现的强烈愿望和强迫冲动是自然的法则，因此是无法征服的力量，尽管在开始之时，它的影响可能是微不足道的或不可能的。[1]

荣格在这里谈到的原型，其内容包含的不仅仅是儿童了。"儿童"代表了新生事物，代表了进化，同时也代表了意识的新态度，一种新的观念，甚至是一个全新的文化时代。举例来说，圣婴（Christ-child）就是一个高度充满能量的象征，能够表征新生的和治愈的事物，表征一个新的演

---

① See CW, vol. 9, i, par. 289.

变的宗教文化。

但是，真实的儿童同样有着不可避免的自我实现的强烈愿望，在以后的成人生活中，我们也可以看到儿童原型希望被激活的愿望。不幸的是，这股有着巨大潜在力量、努力发展和自我实现的能量，在很早的阶段就经常受到妨碍或阻挠。

在分析心理学中，朝着全面、成熟的个体人格发展的过程叫做自性化过程（the process of individuation）。从荣格心理学的意义来说，自性化与自我中心的个性（egocentric individuality）没有任何共同之处，而正好与之相反。荣格对此做了如下说明：

> 自性化是一种自然的需要，因为集体的标准会阻碍它，而这种阻碍对于个体维持生命所必需的活动是有害的。由于个性是优先的心理和生理的数据，它同样用心理的方式来表现自己。因此，任何对个性的严肃审查（serious check），都是人为的阻碍（artificial stunting）。显然，由成长受阻碍的个体组成的社会群体不可能是一个健康和有活力的团体；一个既能够保持它的内在凝聚力和集体价值观，同时又能够给予个体最大的自由度的社会，才有希望拥有持久的活力。由于个体并不仅仅是单个的、分离的存在，其存在本身的前提是群体关系，所以自性化的过程必须导向更亲密、更广阔的群体关系，而不是导向孤立（isolation，斜体表示强调）。①

关于澄清自性化的意义这一需要，我认为是非常重要的。经常有人声称，荣格心理学创造的除了自私的和自我中心的个人主义者之外，就没有别的。成为自私的和自我中心的个人主义者永远都不会是一个成熟的人格的目标，因为对内在生活负责，必定离不开对外在世界负责的态度。除了作为个体，我们还是各种亲密关系的参与者，或者是更大的社交网络如团队或者集体的成员。

让我们回到自我实现的强烈愿望是一切生物的自然法则这一洞察之上。许多人，特别是许多父母都不能够接受这一观点。他们不接受这样的事实：就是一颗向日葵的种子只能长出一棵向日葵而不能长出一朵玫瑰花，即使他们天天站在这棵植物身边，并祈求它变成一朵玫瑰花。如果孩子的内在是一颗向日葵种子——只有被允许成为一棵"向日葵"，孩子才

沙盘游戏中的治愈与转化：创造过程的呈现

---

① See CW, vol. 6, par. 758.

能在他自己的生活历程中获得深度的自信。如果这个"向日葵"孩子被迫成为一朵玫瑰花，就像是父母或环境给孩子披上外在的花瓣或者是外在的皮肤，而被掩盖着的原来的人格却萎缩甚至窒息而亡。这异质的皮肤由外在的环境对孩子的投射而构成，更确切一点地说，它由埋葬这个真正的孩子的外在投射所构成。孩子可能会在一定程度上适应这层皮肤，甚至会积极参与到生产这层皮肤的活动中；然而，真正的个性的本质在这层皮肤之下是察觉不到的，得到发展的机会也微乎其微。

治疗经验表明，每一个孩子的无意识里都有关于其心理潜能的知识，也具有治愈的可能性。成人也具有这种知识，只是我们必须明白，他的"皮肤盔甲"已变得越来越难以穿透，他不得不花费更多的时间和更大的精力去深入他的无意识。不过，如果我们在分析情境中能够成功地激活自性的充满生机的力量，那么就会出现治愈的良好机会，也会出现完整的人格。自性是一个来自实践经验（empirical）的概念，它包含了全部的意识和无意识人格的统一和完整。由自性中涌现了确定中心的（centering）和安排秩序的结构，这些结构影响一个人的整合。这些结构如何在个体身上变得活跃起来，也就是说它们采取何种措施在个体实际的生活中得以发展，这只有该个体自己才"知道"。只要他能够负责任地倾听心灵的声音，并做出回应，他就能够体验到这种发展。

那么，基于这一原因，接受分析者必须并且能够在自己身上找到治愈或者发展的动力。通过无意识的各种表现形式，比如梦、幻想、各种意象，或者是我们所说的沙画，接受分析者能够找到与自己的自性的联系，更简单一点地说，能够接触到他的心灵（他的身体）的"另一面"，这个"另一面"已被压抑或遗忘，或者从来都没有能力出现在意识中。在分析的情境中，接受分析者找到一个自由而受保护的空间，在这个空间里他的意识能够得到放松，他的心灵能够走向有效的自我调节。分析师不能够为接受分析者"去做到这一点"——也就是说，他不能够代替接受分析者经历这个心灵过程。然而，他带着"欣喜而关注的眼睛"，也体验了这个过程。

第四章　想象

　　通过沙盘游戏这一方法，接受分析者有一个机会去让那些补偿性的意象进入并且流入，也就是说，接受分析者根据自己的想象力，在沙子中塑造这些意象。通过接受分析者的"格式塔"（Gestaltung）或者设计，意象就形成了，并且得以实现；而且由于身体、情绪和心灵的参与，它们变成了体验，是体验的意象。我在自己的工作中发现，从无意识的心理内容通往形成的和体验到的沙画，有两条道路，我将要在这里描述这两条道路。一条道路是从外部进入到个体内部，另一条道路则是从内在通向外在的图画。

　　当我说接受分析者有一个机会去让那些补偿性的意象"进入"、"流入"时，可以说，我是有意去使用这些词的。因为当我观察我的接受分析者在沙盘前工作时，我经常把这种运动看做一种微妙的流动，很像涓涓细流的流动。在治疗的一个小时刚刚开始的时候，接受分析者有时会坐在那里，显得优柔寡断，不知所措，摇摆不定，或者陷入自己的内心世界中，说他们不知道用沙子来做什么。那时，我们只是安静地等待。当采用沙盘游戏这一方法时，我们不需要去"做"任何事情；相反，如果可能，我们努力去避开和摒弃总是想做点什么的念头和渴望，因为我们紧绷着的意识总会迫使我们要有所成就。与之相反，我们想要放松，保持开放并接纳那些进入和流入的事物。当然，希望这种情况发生的前提就是要有一间房间，其中充满了一种安静、自由和受保护的气氛（顺便说一下，这一气氛也应当不受分析师想要成就什么的意愿和压力的约束！）

　　一旦确立了一种接纳的态度，我的接受分析者的双手似乎把握住了这种流动，双手在沙子中平稳地移动，留下了宛如河流流过的痕迹。这个形成的过程已经开始，并在缓慢地寻找它最终的形式。

　　我想要坚持一点，说接受分析者"做"了沙画是不正确的，准确的说法是，他构建了一幅图画，或协调了一种自无意识流向他的冲动。在那特殊的时间和地点，接受分析者在沙子中表征了自己心灵的运动。分析时段

沙盘游戏中的治愈与转化：创造过程的呈现

（the analytic hour）中的时间和地点对于将要发生什么是具有决定意义的。正因为如此，多拉·卡尔夫把它称为"自由的，同时也是受保护的空间"，因为在这个空间中，不同寻常的心理能量得以丛集。例如，孩子坚信在治疗的时段中，整个治疗室和治疗师都时刻在那里，单独为他一个人服务。这为治疗时段中所发生的一切事情赋予了特殊的分量，并且能促进孩子自我发展和自我治愈的过程。

进入接受分析者的能量流被那些无意识地在他身上非常活跃的力量所滋养，并且为了能够变得意识化，它们一定要被塑造出来并可以被识别。这些能量被身体吸收，尤其是被双手的敏感性所吸收。我们从无数的例子中得知，双手是特别敏感的器官。它们能够获得能量，并把能量传递出去。它们是精神世界和物质世界的真正媒介。在沙盘游戏这一特殊情形下，内在的心理图画通过双手转化为外在的具体图画，这样的图画不但可以被我们看见，还可以被我们触摸。转化或者也会朝相反的方向发展。双手接收了来自无意识的能量流，然后在沙子中使它变为可见的和可被触摸到的，因此而引发一幅内心过程的图画。然而，在每一种情形中，双手都是在心灵—精神的世界与物质的现实之间搭建了一座桥梁。

我们语言中的若干词汇依然保留了使用双手和这一表达性活动作为我们生活的核心意义的重要性之间的联系。我们说某些人无法去"处理"（handle）生活，或者没有能力去表现他们的"手艺"（handiwork），尽管这仅仅是一种隐喻，也就是说他们无法去展现他们双手所做出来的东西。这样的人不能令他们的内在力量和图画用可以被看到的方式呈现在具体的外部世界中，因此，基于相同的道理，也不能有效地把它们传达给他人。尽管这些人可能拥有一个充满了图画和经验的丰富多彩的内心世界，但是他们通过使用双手或语言来转化或向外部世界传递信息的中介功能受到了阻碍。由于这种无能为力的根源大都来源于恐惧，所以极为重要的是，在治疗氛围所营造的"自由而受保护的空间"中，接受分析者能够练习并获得一种对双手所具有的中介和转化能力的体验。

正是通过精神和物质、内在和外在现实的相互作用，沙画作为一种想象的形式得以发展。能够去想象和拥有想象的力量是人类物种所特有的非同寻常的能力。因此，我打算从深层次去探讨想象，同时还尝试从各种不同的角度来抓住想象的本质。

在荣格写的《心理学与炼金术》中，有一段意味深长的关于想象的本质的引文。荣格在书中描写了炼金术工作的心理特性，作品由"理论

(theoria）和操作（operatio）"所构成，前者形成了心理的和哲学的部分，而后者形成了实践的和物质的操作。荣格引用了炼金术士鲁兰德（Ruland）的话："想象是人心中、是天体的或超天体（supercelestial）的星星。"他对这句话的评论如下：

> 这一令人惊讶的定义特别阐明了与作品相关的幻想过程。我们设想这些过程时，必须不把它们视为非物质的幻象，我们很容易将幻想的画面（fantasy-pictures）视为幻象，而要把它们当做具有肉体的东西，一个"微妙体"（a subtle body），其特性是半精神的（semi-spiritual）。在一个实证心理学（empirical psychology）还没有出现的时代，这样的具体化（concretization）必然会被建立起来，因为一旦被激活，所有无意识的东西就会被投射到物质上——也就是说，它从外部接近人们。这是一种混合的现象，可以说，一半是精神的，一半是物质的；这样的具体化，我们经常在原始人的心理学中遇到。因此想象，或者想象活动，是一种物质的活动，它能够适应物质变化的循环，能够引发物质的变化，又能自物质的变化中产生。通过这一方法，炼金术士不但把自己与无意识联系起来，还直接和物质联系在一起，这样的物质恰恰是炼金术士希望依靠想象去转化而得到的东西。"astrum"（星星）这一独特的表达是一个巴拉塞苏式的（Paracelsan）术语，在这里的语境中意味着类似于"精髓"（quintessence）的东西。因此，想象是生活力量浓缩的提取物，既是身体的，也是心理的。要求术士（artifex）必须拥有健康的体格是明智的，因为他通过自己的精髓来工作，也与其精髓一起工作，而且他本人也是他个人的实验中不可缺少的条件。然而，正是由于这一过程融合了身体和心理两方面，那么炼金术过程中最后的转化是要在物质世界去寻找还是更多地在精神领域去寻找，依然是模糊不清的。实际上，这个问题的提法是错误的：对于那个时代而言，并没有什么"非此即彼"；然而在精神与物质之间确实存在着一个中间的领域，也就是微妙体（subtle bodies）的心灵领域，其特征不仅以精神的形式，也以物质的形式表现出来。①

"生活力量浓缩的提取物，既是身体的，也是心理的"这一关于想象

---

① See CW，vol. 12，par. 394.

的定义，以及关于一个中间的领域和一种介于精神与物质之间的微妙体这一观点，应用在沙盘游戏中也相当合适。对于我来说，这是毫无疑问的：不仅在炼金术士的年代，而且在今天，这个处于心灵世界和肉体世界之间的中间领域依然是存在的。如果要用其他的途径来定义沙盘游戏中的现象，我真的不知道怎么做。它既产生于接受分析者的心理，也产生于存在于物质内部的心灵。简单来说：就是从接受分析者的本质和沙及沙具的本质中，涌现出了新的第三者。在此过程中，意识的部分和无意识的部分结合在一起了。心灵和物质的整体结合通过人的身体而被体验到。因为这种结合一旦发生在某人身上，就导致这个人获得一种体验，这种体验确实就是意识与无意识内容的结合，是身体与灵魂、精神与外在物质的结合。这是一种与深层的情绪和情感相联结的体验。这一体验触动了整个人，并且引发了转化或成熟，这种转化或成熟没有语言来描述，并且在那一时刻，也不需要言语。

　　然而，正如我所说过的，沙画的外在构成仅仅是具体的物质世界中短暂而又必需的表现形式而已，在最后的分析中，它就不那么重要了。沙盘过程中的精髓就是内心的图画，这画面充满了创造过程中所产生的情绪和情感。这样就可以清楚地说明"沙画"具有双重含义这一观点：一方面它是指沙盘中的具体设计；另一方面它是指由具体的设计所引发的内在图画，这幅图画充满了能量。从双重的角度来看待一幅沙画，对于理解关于沙画的解释结果是至关重要的。我们必须要看透沙画那外在的和静态的形式，并能觉察到接受分析者内心所调动的并继续在运动着的力量所具有的象征性含义。

　　为了让那些不熟悉沙盘游戏的读者能够更好地理解这个中间的领域，即心灵与物质元素相遇并相互影响的地方——更确切地说，它们两者互相渗透、互相结合，我打算详细描述一下一幅沙画是怎样产生的。

　　有一些接受分析者在分析时段开始之前的日子中，或者甚至在分析时段刚刚开始之时，就差不多形成了精确的内在画面，这是他们想要在沙子上创造出的画面。现在有人或许会认为，把这幅内在图画用具体的方式表征出来是相当容易的。沙盘游戏中，人们要通过媒介来工作，这个媒介就是沙子和架子上的沙具；只有那些非常熟悉这一媒介的特性的人才能去想象一幅图画并且把它创作出来。他们的想象力，我可以说，是和这一媒介有很紧密的联系的。其他大多数人在创造他们的意象方面有困难，因为沙子和沙具都拥有它们自己的生命。接受分析者关于它们的意象，在遭遇到媒介未知的特性之后，就被转化了。此外，接受分析者的双手把他们的意识感到陌生的母题（motifs）和形式带进了沙子中。这些是从哪里来的呢？是来自接受分析者的无意识还是来自于沙子呢？

让我们从相反的路径来看一下：在治疗时段刚开始的时候，接受分析者坐在沙盘前，不知道自己想做什么，但是他静静地等待那些将要进入他内心的东西。突然，一股灵感的涌流抓住了接受分析者，或接受分析者体验到自己身上有一股上升着的但完全没有成形的涌流（current），然后他开始移动自己的双手。在这里有一个很特别的特点，就是身体明显地具有属于它自己的意识，这种意识和理性的思考无关，但是和图画的意象世界联系在一起。在这种情形下，我们可以说，身体知道的比理性思维还要多，想象的冲动源自于身体〔有关内容参看玛丽-路易斯·冯·弗朗兹（Marie-Louise von Franz）的《创世神话》（*Creation Myths*）〕。

沙子中流入的运动或者是让沙子从指缝中漏下这一动作，表明接受分析者内心中的某些东西已经开始运行，他的能量已开始流动。对于那些抑郁、情绪低落的接受分析者，和那些前来治疗时十分拘束且毫无生气的接受分析者而言，这些运动的初始迹象已经意味着相当多的东西了。在治疗开始之初，即刚刚开始治疗的几个小时之内，这些可能是接受分析者在沙子中的唯一表达。当这种拘束的状态变得放松后，就会发生这样的情况，从沙中冒出来的形状导致接受分析者产生联想，或者是唤醒了一幅内在的图画，那么接受分析者接下来就会更精心地创作这一画面。正如前面的情形中那样，有可能在玩沙的过程中，沙子表现得不像接受分析者预期的那样，或者可能是所提供的沙具没有一件是适合的。于是，接受分析者被迫根据沙子的特性来修改自己的意象，甚至抛弃自己原先的观点。如果他有模仿的意愿或决心，那么接受分析者必须学会把自己的意象建立在可被利用的媒介和材料的基础上，这就意味着他必须意识到自己和现实中所能提供的东西的关系，而不是把他的观点强加在意象之上，否则这就意味着媒介物不得不参与到这一过程中：它会被扭曲。另一种类型的与媒介物没有建立联系的情形是，当沙子表现得不像接受分析者想要的样子时，他会把孩子和浴缸一起扔掉，也就是说，他既抛弃了自己的内心画面，也把不听话的沙子和沙具抛弃了。

即便只是创造沙画——一边处理材料，一边体验自己的能力——也能促进意识的某种发展。通过仔细察看并掌握一幅完成了的沙画，意识的发展可以得到加强。我给那些已经完成的沙画拍照并制成幻灯片，在这个基

沙盘游戏中的治愈与转化：创造过程的呈现

础上，我们可以做一些跟踪的工作，而解释性的修通的工作（interpretive working through）得到了加强。

我曾提及的与媒介物缺乏关联的情形可以由下面的例子得到很好的说明：青少年不时会在沙子中建造一座高山或一座塔，却没有考虑到材料的特性。他们会把沙子越堆越高，于是想要建造的塔或高山就一次又一次地下陷。最后，他们极为恼火，捶打沙子，并且转向另外的想法。

这种行为模式不仅能在治疗情境中找到，而且也能以各种不同的形式在日常生活中找到。我想起了这么一个例子，一个女人希望缝制一条连衣裙。她想好了款式，然后买了很漂亮的布。但是，她在裁剪布料时就已经遇到了困难，而在缝制时，由于布很滑，总是从针口边溜走。这个女人非常生气，慢慢失去了耐性，最后把布扔到了角落里，"因为我无论如何都不会有机会去穿这么一条古怪的连衣裙！"

可是，我们不但用这种方式对待外在的事物，而且还常常用这种方式来面对我们的内心：有一个人打算从现在起每天都记录自己的梦，目的是为了能与梦和谐相处。可是梦并没有带来如那人所希望的美丽而令人难忘的画面和体验，因为只有美丽而令人难忘的梦才值得他费力地去记录。于是他把记梦的日记扔到角落里，说："全神贯注于个人自己的梦毫无用处，除了能凝神于丹田之外。"

相同的情形也发生在人际关系中。一个年轻人——我们叫他弗里兹——对他的同事弗兰兹感到很恼火，因为在弗里兹看来，弗兰兹的行为很可恶，而弗里兹从来没有费神去感受弗兰兹的行为背后的原因，于是就没有机会去理解其中的理由了。弗里兹用自我中心的和漠不相干的态度对待弗兰兹，就像前面讲的青少年对待沙子、女裁缝对待自己的布和那个梦者对待他自己的梦那样。他们都把错误归咎于他们的"他者"（other），不管"他者"是一种材料，心灵的事物还是人类，其实真正有错的一方是他们自己，是他们自己的漠不相干的态度。

那么我们推想，沙盘游戏中的特殊治疗情境象征着日常生活中许多不同的情境，接受分析者能够在治疗情境中学会带着关心和共情来与"他者"进行互动，不管这一"他者"是沙子，还是他自己的内在生活。

与"他者"的关联性是沙盘游戏中最本质的方面。在每一次的创造活动中，一个人会跳出自身，进入到与"他者"的关系中，有时这一"他者"是完全不为人知的事物。创造性的工作产生自两种因素的相遇以及它们之间的联系。借助这种相互的作用和反作用，就产生了一种互惠互利的持续效应，这就是交流。一些新的事物就产生了，这些新事物所包含的东西比原来那些组成成分要多很多。在沙盘游戏中，"新生物"就是沙画，接受分析者用手中的沙具与沙子上的沙具产生互动，而沙画就是从这一相互作用中发展起来的。然而，"新生物"得到发展的前提是，接受分析者要真正投入地去接触沙子中和心灵中的未知之物和无意识，接受它们带来的挑战，还有去体验它们，并且创造性地投入其中。在这一创造性的活动中，接受分析者在情绪上被深深打动，导致其转化。而在稍后的时间，当接受分析者带着内心的画面，也就是沙画的意象离开时，它就会充满了能量，而这种能量也是在构建图画时非常活跃的能量。如果我们认为沙画是接受分析者的活动的成果，或用隐喻的说法来说，就是接受分析者的"孩子"，那么我们可以理解这个"孩子"很不一般，他一方面需要保护，另一方面又带有巨大的发展能量。

在此情形下，分析师不仅承担着接生员的角色，而且还是"诞生"的见证人，这是相当重要的。患有心理疾病的人很难接纳自己，甚至在看待自己方面也存在很大的困难，我们采用沙盘游戏治疗来促进他们治愈的进程。当分析师注意到沙画，并接受沙画是接受分析者的一部分时，他就能接纳接受分析者本身。分析师既重视接受分析者，也重视沙画，由此他教导接受分析者带着同样的尊重去面对外在及内在的世界。通过向榜样学习，接受分析者学会认真地对待自己和"他者"，明白自身行为的意义和重要性。在整个治疗过程中，通过不断认真尽责地去面对内在和外在的世界，接受分析者能够发展出一种真正的虔诚态度。

毫无疑问，一个"孩子"——创造出的新生事物——既可以在接受分析者与沙的相遇中产生，又可以在分析师与接受分析者、人与人之间的接触中产生。当然，我的意思不是指一个生理层面的孩子，而是指一个"来自关系中的孩子"（relational child），或者指一种关系模式，这种关系模式是由两个人之间的相互作用所创立的。这一相互交织而成的关系模式不像沙画一样可以看到，可以触摸，但它确实存在，甚至能够被第三者所感知。这种相互作用的模式对参与者的身体和心灵都产生了影响。这也可视为一种想象的形式：两个人的能量的焦点所在或能量的浓缩，作为心灵和物质之间的中间世界中的一种"微妙体"。不论是炼金术的观点还是在沙盘游戏中，或者是在言语分析中，正如荣格所说的，想象是"生活力量浓缩的提取物，既是身体的，也是心理的"。

在治疗工作中，如果我们希望能更准确地把握想象的本质，也就是说，当我们想要去解释它时，我们会发现，它的意义存在于意识的不同层面上。一幅沙画通常第一眼看上去具有可以即刻识别的意义，但是随着时日的增加，当其后效还能被感觉到时，就会出现一种更深远、更有意义的联系，这种联系是无意识与意识之间的联系。接下来的每一幅沙画都会对前一幅沙画继续产生作用，因此会为一种意义深远的能量转化做出贡献，导向治愈接受分析者这一目标，或使接受分析者达到一种更高的意识水平。

总结一下我的观点，我想说的是，沙盘游戏能在一个很小的空间完成一个人必须主要靠自己完成的事情：通过一个具体的世界，在我们的情形中是沙子，将其内在的想象世界中还未成形的能量转化，并在具体世界中得以实现。一旦它被具体地创造出来，接受分析者必须要把它再次转化为内心的画面。这幅内在的想象画面是刚刚形成的；它是全新的创造，因为那最初未成形的观点，通过那个人自己个人的创造力以及他与能够接触的具体世界之间的联系，已经得到了转化。通过这一途径，接受分析者用自己的想象力，通过沙画创造了自己的个人世界，同时，从宏观上来说，也参与到世界的持续壮观的创造中。

现在我想从另一个角度来看待想象的本质。我们也可以在凯尔特人（Celts）的世界观里发现这样的观点，即世界和想象的中间世界，有着持续不断的起源，我认为这样的观点是正确的。

凯尔特人的思想中不会去坚持心理的世界和物质的世界之间有着本质的区别。在凯尔特人的概念中，心理的就是物质的，反过来也一样，它们都是表现出来的形式，仅仅是同一种能量的不同变化而已。物质最终都是一种思想的实现，或者是一种想象的实现。[1] 这个关于心灵与物质之间关系的观点相当古老，同时又十分新颖。现代学者——例如，物理学家卡普拉（Fritjof Capra）——曾经把握了这些复杂的观点。[2] 根据分析心理学的观点，荣格，尤其是玛丽-路易斯·冯·弗朗兹都曾经专门写过这个主题。[3]

凯尔特人的世界中重视一种具有多重意义和模糊性的意识状态，强调

---

① See Markale，Jean. *Die Druiden*. Müinchen：Dianus-Trikont，1985.

② See Capra，Fritjof. *The Turning Point：Science，Society and the Rising Culture*. New York：Simon and Schuster，1982.

③ See von Franz，M. L. *Projection and Re-Collection in Jungian Psychology：Reflections of the Soul*. La Salle，Ill.：Open Court，1980.

形式的不断变化这一观点，并重视持续的创造。宇宙是与所有事物交织在一起而运行的；世界不仅是静态的，也是运动的，变成一种名副其实的"初生态"（status nascendi）。到处都可以获得能量，朝着创造的方向前进。一般来说，我们过度执著于稳定的世界带来的虚假的安全感。任何事物一旦拥有了形状，不管是在内心还是在外部世界，我们就会去寻求把它们保存下来。但是生命就是运动，是不断的运动，这也是为什么我们必须学会不要静止地思考和生活的原因，我们要学会遵循生活中的运动和变化，并参与到世界不断更新的创造中。

凯尔特人区分出三种世界，或原始能量的三种不同表现形式：

（1）白色的世界，这是在绝对之物形成（the formation of the absolute）之前的能量世界，是原始意象的世界，是原型的世界。这个世界包含那些还未被创造之物的创造潜能。这个世界不仅涵盖所有已创造之物的起源和预示，还涵盖其目标。时间和空间被暂停，对立的事物还未区分。

（2）具体的世界，就是客体的世界，它是厚重物质的世界，能量已经获得了形式。

（3）在原型的世界和具体世界之间，存在着一个世界，凯尔特人把它叫做水世界（watery world）或者是河流世界（river world），这是一个充满微妙物质（subtle-mattered）能量的世界，它总是处于创造性的变迁中。在这个世界中，我们可以发现心灵的地貌，在那里外在和内在是一体，这是想象的世界，也是炼金术士们称为微妙体的世界。[1]

这一想象的中间领域把原型的世界和具体的世界联系起来，并且有可能用以下的方式来想象：借助想象力，我们可以把难以想象的原始意象（因为它们是还未成形的能量）转化成一件具体世界中的创造。但是通过想象，我们也可以把我们的经验和生活事件抽象化，从而形成原始的意象。在通过想象来转化能量的过程中，个体在道德方面负责任的态度起着决定性的作用。正是由于这一缘故，凯尔特人不会依据绝对的善恶来思考问题。对于他们来说，至关重要的事情就是为行为负责。

一个简短的例子可以说明这一点：一个母亲被母亲原型中消极的、具破坏性的方面所支配；她会无意识地把这些力量付诸行动，并且毒害了整

① 参见 Bischof, Marco. *Unsere Seele kann fliegen*，特别见 Druiden，keltisches Christentum und Geomantie（Druids，Celtic Christianity and Geomancy）一章，Frauenfeld：Verlag im Waldgut，1985。

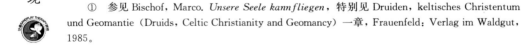

个家庭。但假如她能够感觉到这些坏的力量正在自己身上起作用，她就能尝试在沙盘游戏治疗的过程中模仿这些力量，从而把它们变为可以被看见的，可以被识别的。随着时间的推移，总有一天她会通过模仿那些不断更新的消极力量的表达模式，从而持续获得新的意识，并且能够获得一种知识，就是如何去避免不让这些消极作用影响到她自己和她的家庭——甚至还有可能学会如何去把它们转化为更加积极的力量。这种必要的意识转化通过关注无意识的构成成分而得到了决定性的支持，这些无意识的成分出现在沙画中，或自然而然地出现在做完沙盘后的梦中。同样，促使这个女人转化的决定性因素是她坦诚地准备好去面对她自己，并且她以仔细、勤恳的态度和责任感来对待自己的转化过程。

在沙画中，我们可以特别清晰地看见和识别出想象的世界，也就是凯尔特人所称的水世界或者河流世界。通过跟踪观察一系列的沙画，我们可以追踪到能量在寻找和流动的痕迹，还可以看见能量是如何聚合并获得形式的，其目的是为了继续朝着新的目标向前流动。在玛利亚做的沙画（参见插图32～39）中，我们可以很好地追踪到这种指向目标的能量的流动。

凯尔特人关于三个世界或是三种不同能量表现形式的观点也能和沙盘游戏联系起来。在沙盘游戏中，我们可以见证这些世界之间的相互联结：原型，作为人类普遍的原始意象，丛集了自由流动着的微妙能量。这种能量通过人类的想象而得到指引和增强。想象一次又一次地在沙画中获得了具体的形式，但持续时间短暂。它具有形状，然后作为一种内在意象被带回到内在心灵世界中，而这一内在心灵世界就是已经运动过的和正在运动的想象世界。沙画本身就是能量的一种具体形式，但内心的画面则提供了能量的存储，可以产生精神上、心理上和身体上的作用。沙画是非常重要的，但是它也仅仅是作为一个必要的中介阶段而已。真正起决定性作用的是想象力的转化过程，而想象力产生自接受分析者与沙子、意识与无意识之间不断发生的联系。

从前面提及的一个家庭中的母亲的例子中，我们看到某一原型的消极方面会在治疗的初始阶段丛集起来。现在，有人会问，这些消极的原型力量是否有可能被分析师丛集起来，从而可能对接受分析者产生有害和破坏性的影响呢？或者有人也会问，为了把积极的、鼓励性的能量丛集起来，分析师可以做点什么呢？这些都是相当基础的问题，尤其是在非言语的治疗中，因为在非言语的治疗中，分析师与接受分析者之间的无意识通道是敞开着的。但更广泛的探讨这些问题就可能会超出本书的范围。

炼金术和凯尔特人关于想象的实质的概念可能会引起某些读者的兴趣，这部分读者会比较注重观点的来龙去脉之间的联系。然而在自然科学中也有关于想象力的讨论。在这里我想提及一本书：《治愈中的意象：萨满术和现代医学》（*Imagery in Healing：Shamanism and Modern Medicine*），是珍妮·阿特伯格（Jeanne Achterberg）写的，她是位于达拉斯市的得克萨斯大学健康科学中心的研究和康复科学主任。这本书的题目很好地表达了作者试图寻觅联系和建立联系的两个极点。①

接下来我会涉及阿特伯格的书中提及的见解，在我看来，这些观点对于理解沙盘游戏是相当重要的。我已经讨论过大脑的左右半球具有不同的功能。在这里我希望集中探讨意象的心理—生理学方面，或者换句话说，是意象与生理学的相关性。

阿特伯格的观点的出发点是，意象对于生理反应有着直接和间接的影响。反过来也是可能的。意象可以由所有的感觉器官参与其中而产生，但它也可以不依靠外在的刺激，诸如光波、声波或者气味等就可以产生。人们认为，这些意象可以引发一些内在反应，与由外在刺激引发的内在反应不一定完全相同，但也非常相似。例如，令人惊恐的意象或者是强烈的性幻想都伴随有强烈的生理变化。生理上的兴奋状态与有害刺激的意象有一定的联系，并且可以通过心率、肌肉的紧张度、皮肤的收缩程度来测量。（这些可测量的变量也在所谓的测谎器和分析心理学的字词联想实验中使用到。）阿特伯格从不同的研究者的开创性的工作中推断出，心理意象（mental imagery）能够控制免疫系统中的某些区域。

总结有关心理意象和生理过程的研究，可以得出以下观点：

（1）在心理意象和生理过程之间存在联系。

（2）心理意象在生理变化之前出现，也可能在生理变化之后出现，这个事实既指向其导因，也指向其反应。

（3）心理意象能够通过意识、行为的目的模式，还有无意识的行动（脑电刺激、梦、梦一般的状态、自发的创造如沙画等等）而引发。

（4）心理意象可以看作意识信息的加工和生理变化之间的有待证实的关联的联结。

（5）心理意象既可以影响外周神经系统，也可以影响植物神经系统。

———————————

① 参见 Achterberg，Jeanne. *Imagery in Healing：Shamanism and Modern Medicine*，特别见"科学与想象：生理学与生物化学"一章，Op. cit. pp. 113～141。

在沙盘游戏治疗期间，我们可以观察到以下的生理表现：创造一幅沙画能够使接受分析者体验到十分强烈的反应，如战抖、冒汗、晕眩、要小便、哭泣；但也能体验到心跳和呼吸逐渐放松、平静，胃部的紧张也解除了，感官知觉都有整体的改善，有一种快乐和幸福的感觉。

另一方面，一幅沙画也可以反映身体本身的状况，例如，女性性器官的"快乐"还是"悲伤"的状态（参看插图 12 和插图 13），或者是大脑左右两半球的个人无意识的表现（参看插图 14）。在插图 15 中，我们可以看到个人的无意识自身体的个人能量核心中形成。但是，为了完全把握这幅沙画的意义，我们必须了解接受分析者的生活史，她之前所做的沙画和她自己对这幅沙画的解释。

身体的意象，就像一般的意象，属于大脑右半球的特殊区域。右半球和情绪范畴以及植物神经系统联系在一起。但是意象有着非言语的或前言语（preverbal）的特性。如果我们要把它们加工成有意义的思维，就必须把它们变得可以让大脑左半球获取并理解。这也是为什么清楚且富于逻辑地形成意象的表征是如此困难、费劲的原因了。

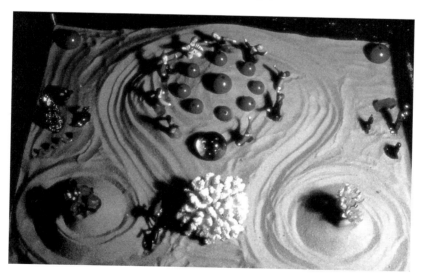

插图 12　一位 42 岁女性的沙画
子宫和卵巢处于一种肥沃而"舞动"的状态

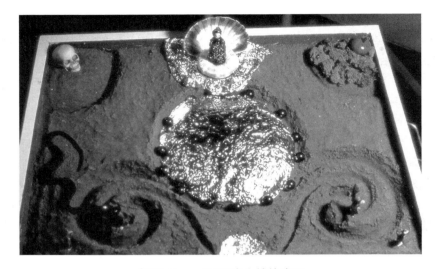

插图 13　一位 38 岁女性的沙画
处于生存和死亡之间的子宫和卵巢

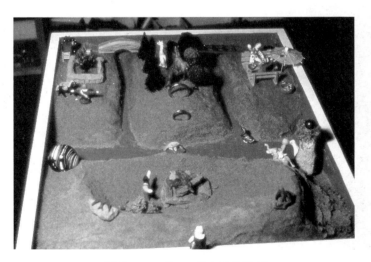

插图 14　一位 45 岁女性的沙画
　　左边，是内向、思维的一面；右边，是欢乐、外向的一面；中间就是能量的联结

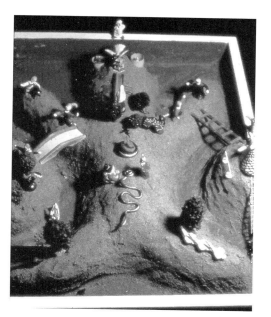

插图 15　一位 45 岁女性的沙画
身体以可以看见的能量核心即脉轮（chakras）来表征

　　但在另一方面，在某些情形中，对意象进行逻辑性的、解释性的探讨甚至是不必要的，如当它们影响人类生活的早期和初级的层面时，生理和心理的事物在很大程度上是一体的。这一点在儿童治疗中尤其正确，因为在儿童治疗中言语的解释是不必要的，甚至是不可能的。我们将从玛利亚的沙画（见第七章）中，了解这些人类生活的深层和最初的层面是如何被表征和描述的。

第五章　对空间现象的象征性诠释

一幅沙画可以同时体现几种意识水平，这些意识水平也能体现一个人的各种心理状态。一幅沙画的意义既模糊又复杂，正如创造沙画的人的世界一样：毕竟精神、心灵和身体全部都在参与玩沙的游戏！为空间现象的象征性诠释提供一般性的指导，将有助于我们对沙画的理解，所以我准备了一幅图（见图5—1），这个图以对沙画进行解释的普遍的有效标准为基础，也基于我自己的沙盘游戏治疗经验。

然而，这个图只是提供一个定位性的辅助，而且不管什么时候，我们都必须重新思考这个普遍的解释标准，并根据接受分析者的个人发展水平和实际生活状况来作出调整。

对于沙盘游戏，我们面临着特别的困难，因为空间（三维）和表面区域（二维）的特质交织在一起，可能会被混淆。由于我们可以采用三维的方式来玩沙子，因此沙盘的发展是以从底部朝向顶部为特征的。此外，接受分析者既可以朝下挖到沙盘的底部来工作，也可以在沙子上建造高耸的结构。另一方面，他既可以用沙子塑造三维的形状，也可以几乎不触碰沙子。在解释沙画的时候，要考虑到这些差异。我们要特别留心，当一个人对沙子进行雕塑时，是否有更多的光线与阴影进入了他的"世界的画面"中。这样的人更接近具体的、物质的现实，因此他的想象发现了更多的已经创造好的形式。

我们不应该忘记，接受分析者并不是站在沙盘里面，而是站在沙盘前面。所以他做沙盘的时候，体验到的就跟他在一张纸上作画的感觉相似。靠近他那一边的沙盘边框就像是画纸的下方边缘，而上方的边框就好像是纸的上方边缘。我们主要是从创造这个沙盘的人的角度来给沙画拍照并解释沙画的。

沙盘的中心部分通常包含着沙盘的核心主题。我发现，曼荼罗总是出现在沙画的中心。它们毕竟确实代表了自我和自性之间关系的不同层面，并且更进一步，象征着人格的核心。

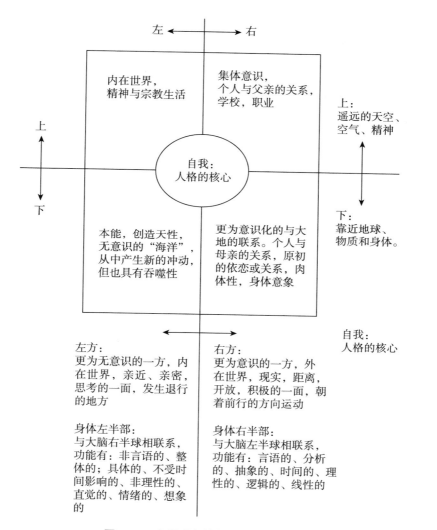

左 ← → 右

内在世界,
精神与宗教生活

集体意识,
个人与父亲的关系,
学校、职业

上:
遥远的天空、
空气、精神

上

下

自我:
人格的核心

本能,创造天性,
无意识的"海洋",
从中产生新的冲动,
但也具有吞噬性

更为意识化的与大
地的联系。个人与
母亲的关系,原初
的依恋或关系,肉
体性,身体意象

下:
靠近地球、
物质和身体。

自我:
人格的核心

左方:
更为无意识的一方,内
在世界,亲近、亲密,
思考的一面,发生退行
的地方

右方:
更为意识的一方,外
在世界,现实,距离
开放,积极的一面,朝
着前行的方向运动

身体左半部:
与大脑右半球相联系,
功能有:非言语的、整
体的;具体的、不受时
间影响的、非理性的、
直觉的、情绪的、想象
的

身体右半部:
与大脑左半球相联系,
功能有:言语的、分析
的、抽象的、时间的、理
性的、逻辑的、线性的

图 5—1 空间现象的象征性诠释指导图

　　出现在沙盘四个角落的主题提供了事件展开的参考框架,它们代表了沙盘游戏活动中的认同与个人化的线索,或者其组成部分。

　　一般来说,根据我的经验,新的精神方面的冲动通常由左上角涌现(见插图 19 和插图 41)。左下角涌现的力量更多地指向身体和本能的能量的增加(见插图 18、插图 33 和插图 41)。代表外在世界的力量,如分析师对接受分析者的反移情，可能更多从右方出现（见插图 25 和插图 35）。朝左的运动表明退行，或者它们指明能量可能流回到无意识中。这可能意味着回归——回归到无意识，也有可能是回到无意识中，收集那里的能量，为新的目标做准备，开始一个新的进程。

从左下方到右上方的运动宣告了"生活"、向外在世界的发展，在年轻人的沙画中不时能见到。

在更为成熟的人的沙画中，经常能够发现从右下方向左上方的运动。它指向内在精神世界的发展。

沙盘游戏中的治愈与转化：创造过程的呈现

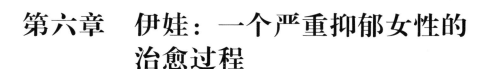

第六章 伊娃：一个严重抑郁女性的治愈过程

伊娃是一位聪慧、面容姣好的女性，来自瑞士一个教养良好的中上层家庭。她已结婚，生活在瑞士的一个小村子里。

她第一次和我接触的时候，已经40岁了，有两个正在上学的孩子。在她高中毕业后，她没有上大学，也没有完成任何职业培训，结婚后，她做了几份不同的兼职。当她开始接受我的治疗时，她正在从事一份助人的工作，客观一点来说，她很胜任这份工作。然而，从她主观来说，她觉得自己力不从心，低估了她的业绩的价值，并且经常想干脆辞职。但是，她的同事和上司都劝她说，她的工作很有价值，这一点说服了她继续工作下去。

由于重度抑郁，伊娃已经接受过各种治疗和分析，她也很积极地配合治疗工作。然而，由于种种原因，治疗总是被打断，而且没有给她带来任何看得到的改善和治愈。相反，未得到解决的对男性治疗师的移情问题，更加伤害了伊娃作为一个女性的自信。尽管她比较漂亮、健康，也有能力，但不管怎样，她的自尊总是处于波动状态；她有时会感受到适度的自我价值，但是，随之而来的常常是深深的具有破坏性的自我厌恶，并伴随着强烈的罪恶感。

她用两种方式来表达这种自我厌恶：打、抓和割伤自己的身体，通过酒精和药物滥用来摧残自己。酒精和药丸主要是用来掩盖和抑制她的自我厌恶背后的被遗弃感和焦虑。这种感觉有时候严重到如此的程度，以至于她只想通过意识的消解或者死亡来找到一丝平静和解脱。在这样的时刻，她会自己去住院好几个星期以得到休息和保护。诊所里安全的氛围给她一段暂时的舒缓，药物也减轻了她的焦虑和自杀的念头。

住院并没有改变伊娃的心理状况。在我看来，这短短几个星期内，就算有最好的护理，也不可能会有改变。但幸运的是，这几个星期使伊娃得以生存下来。

总之，可以说，伊娃因为严重的自恋障碍（narcissistic disturbance）而痛苦。

为了谨慎起见，关于伊娃的年轻时代以及她的家庭关系，我只能够透露一点点。她是个独生女。她的母亲有着抑郁的人格结构。她母亲由于一次非常深的创伤体验而破坏了自己作为女性的自信和对生活的信心，所以她也不能给女儿一种对待自己和对待世界的积极态度。相反，伊娃体验到被遗弃感，感到自卑和焦虑。

伊娃的父亲是一个成就取向的、理性的人。伊娃和父亲之间有着积极的关系，而父亲对她也是如此，但是这种相互的喜爱并不足以增强伊娃的自我价值感。她的父亲不能或者说不愿去理解造成她女儿持续深度抑郁的原因，他也不能对此表现出共情。他相信，意志力能够战胜一切；抑郁会屈服于意志的努力和辛勤的工作，至少能够为意志所控制。

伊娃的丈夫跟她父亲持相似的态度。他很难理解妻子的病不是因为被宠坏了，或者是恶意造成的，而是由位于她的存在基础的创伤而导致的，而这个伤口不断地被撕开。他深信意识的意志和修炼能够为他妻子的生活带来一些秩序。他和伊娃的父亲都不能够对伊娃深切的被遗弃感和恐惧感表达共情。

关于所有这些原因我不能够再做进一步的详细解释了。但是我想要指出的是，在今天，处于领导地位的男性似乎必须压抑恐惧、软弱感和遗弃感。承认这些感觉很自然会削弱他被要求达到的成就水平。不难想到，这些被压抑的心灵的黑暗面，被推给了"弱势"的家庭成员，如妻子和女儿，而她们必须通过成为他们的代替品而带着恐惧、软弱感和被遗弃感来生活。

两位男性都如此强调的"意志"，在分析心理学里被定义为"那些很容易被意识获取的心理能量"。如果我们思考一下这个定义，就会发现，假如一个人像伊娃那样要遭受根本的被遗弃感和自我孤立的痛苦，那么这个人就不能够调动他的意志，并把意志集中在行动之上。单单为了生存下来，她就需要她全部的能量，正如下面我们将从她的沙画中看到的那样，她看起来似乎鲜血淋漓，直至死亡。她的生命能量正在被抽干，然而用于补充的内在能量源泉还没有发展起来（见插图 24）。

在今天，对这种无法从理性层面来了解的痛苦缺乏理解是很普遍的。这种痛苦经常被深深地压抑以致一个人自己都不能够再感觉到它的存在。在我们以成就为取向的社会里，有一个大家普遍持有的观念，就是心灵只

沙盘游戏中的治愈与转化：创造过程的呈现

要受到理性唯一的指导，只要病人"想要"好起来，就可以带来心理困扰的治愈。心灵的纤细和脆弱的特性被简单地忽视，发展所需的时间和空间也没有提供。心灵的需要和表达大部分被压抑，取而代之的是成就、发展、进步、稳定和秩序。

特别是在男性世界，存在许多可靠和令人信服的理由去压抑心灵，并把心理的痛苦称为意志薄弱和无能的人格的表现。然而，痛苦在持续。任何人，如果不能积极地接纳自己的生命，都会感到痛苦。特别是女性，更有可能体验到这些痛苦和悲伤，因为她们被限制了自我表达的自由。我特意选择"伊娃"（Eva，即夏娃）这个名字，是因为还有其他很多女性由于同样的原因而遭受痛苦，尽管她们痛苦的程度可能没有这么深。

伊娃因沙盘游戏治疗的缘故而听说过我。当她第一次来我的治疗室时，我看到她非常悲伤，苍白而拘束。她的身体紧紧地蜷在一起，看上去既僵硬又冷漠，仿佛所有的能量和温暖都流回到深深的内部世界。坐着的时候，她总是采用一种胎儿的姿势。她胳膊交叉放在胸前，好像要保护自己的心一样。她大部分时间在哭，断断续续地告诉我她的生活的一些情况。她重复地表达着她对改善自己的状况不存希望，她不能信任任何人。为了能够在早晨再次睡着，她服用酒精和药品。这却使她忽略了家庭和工作，同时又更加深了她的自卑和罪恶感。

伊娃看起来就像是一只冻僵了的、奄奄一息的小鸟，我有一种自然的冲动，想要把她搂在怀里温暖她。我没有这样做，因为冻得半僵的生灵需要小心翼翼地去温暖。但由于分析师也是人，我给她倒了杯咖啡，没有说任何话，却在表明我能感觉到她的心里有多么冷。与接受分析者的第一次相遇对我来说非常重要。我的"眼睛"在那时还没有被任何意识所遮盖。在这一小时中（通常一次治疗时间为一个小时）——像在大多数的一个小时里——我很少说话，只是聆听。我努力地用本能和直觉去捕捉，在这个悲伤、冷漠的女性的背后，隐藏着的到底是个什么样的人。

在最初的几次面谈中，有一个细节在我看来很有必要提及一下：正如很多自我价值感严重受损的接受分析者一样，伊娃从来没有说她是否能够再次来做治疗。她不相信她能够得到改善，也就是说，她对生活失去信心以致她看不到任何希望。我没有就这方面的细节和她辩论，只是向她解释，只要她能给她自己、她的无意识还有给我充足的时间，她就能够得到发展，改善就有可能。在第二次面谈的时候，我因此建议她承诺至少再做10个小时（10次。译者注）的治疗，不要找任何的理由和借口。我能够采取这种决定性的姿态，是因为我已经看了她的第一幅沙画（见插图16）。这证明是非常有益的。伊娃后来说这是我们一起进行长期的分析工作的决定性的推动力。

在第二次的治疗中，伊娃来到的时候，还是同样的苍白而拘谨，但是在我看来她似乎并不是不情愿来的。在这次治疗中，她走到沙盘前。在我的办公室里，有一个比较浅色的，通常都是干沙的沙盘；第二个沙盘中沙子的颜色稍暗，是非常细的海滩上的沙子。伊娃选择了颜色稍暗的像泥土似的沙子，并用水弄湿。显然，对于这些像泥土似的湿沙的物质特性，她并没有体验到害怕或者抗拒。相反，她似乎是自己寻找到这种更湿润的、适于造型的材质。然后，她带着一点犹豫，热泪盈眶地完成了她的第一幅沙画。

伊娃的第一幅沙画

尽管伊娃看起来悲伤而拘谨，她潜然泪下，不知所措，但是，她的双手安静、温柔地在沙子中工作，而且变得越来越坚定。当我看到她所创作的第一幅沙画时，我感到震惊不已，心潮澎湃：中心明确（centered）而又平衡，一幅有秩序的美丽而自信的沙画！想要知道我为什么会如此为她的沙画所触动，我们只要回顾一下伊娃的过去就明白了。这是一个多年严重抑郁的女性，她依赖各种药物和住院治疗，她来找我，但并不希冀能得到改善。

现在她创造了一座圆形的、三层的、原始的小山，由四个部分很完美地组成。这座圆形的山有一个圆形的边框，保护着它并将它包纳在内。这个提供保护的圆牢牢地固定在沙盘的四个角上。

这幅沙画代表了一个三维的曼荼罗（mandala）。梵语里面曼荼罗象征着圆，一个意义深远的圆。以圆形结构作为形式的曼荼罗还可以在大自然中、在多种多样的人类表达中，以及在心灵的自发表现中找到。它们表达着全体、包罗万象的整体性和神圣的意象。曼荼罗有时候由四个或更多的部分组成，是宇宙、造物者、无所不在的创造性能量、生命的季节或者一年中四季变换的象征。从心理学的观点来看，曼荼罗代表着心灵的整体性和自性的原型。正如我们将从玛利亚的沙画中看到的那样（见第七章），圆形上放置着特定的沙具，代表着特定原型的具体层面。这些也是自性的整体性的部分层面。荣格曾提及，自性的原型代表了整体性和秩序，它也

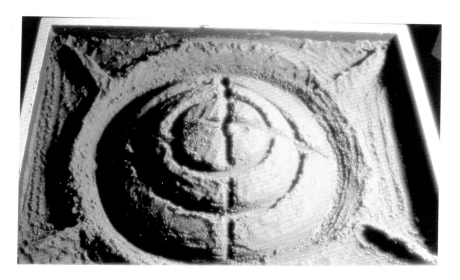

沙盘 1：伊娃的第 1 幅沙画，探讨见书中 52～55 页

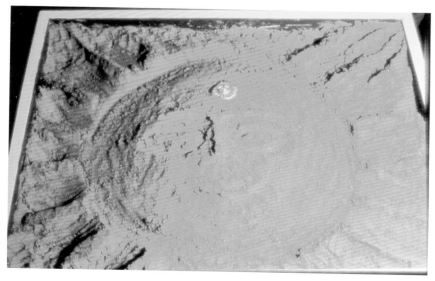

沙盘 2：伊娃的第 2 幅沙画，探讨见书中 56～58 页

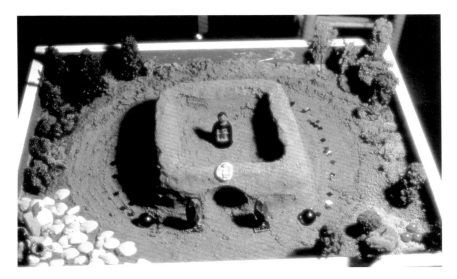

沙盘 3:伊娃的第 3 幅沙画,探讨见书中 58～59 页

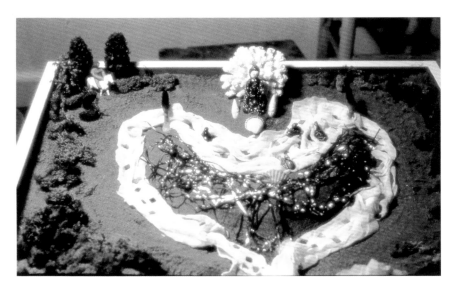

沙盘 4:伊娃的第 4 幅沙画,探讨见书中 59～60 页

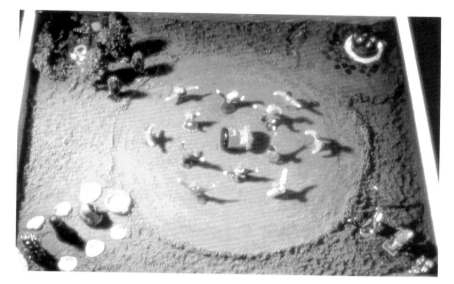

沙盘5:伊娃的第5幅沙画,探讨见书中61～62页

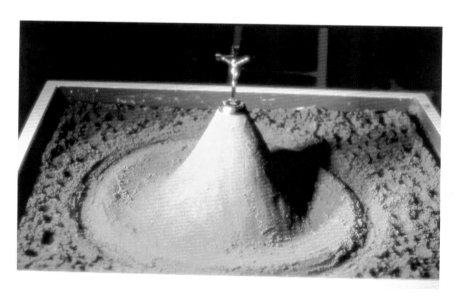

沙盘6:伊娃的第6幅沙画,探讨见书中62～63页

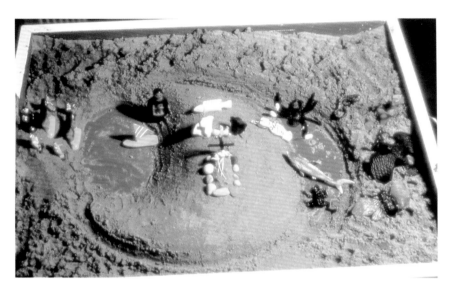

沙盘 7:伊娃的第 7 幅沙画,探讨见书中 63～64 页

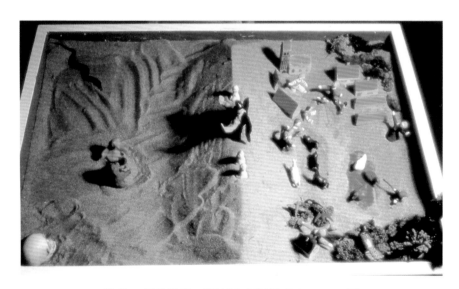

沙盘 8:伊娃的第 8 幅沙画,探讨见书中 64～65 页

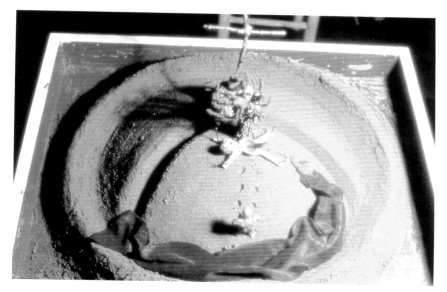

沙盘9:伊娃的第9幅沙画,探讨见书中65～67页

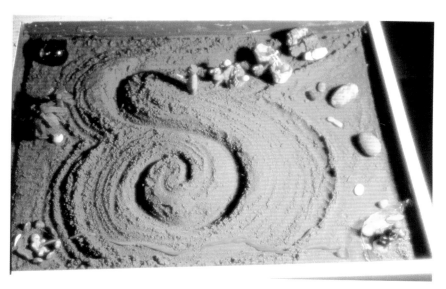

沙盘10:伊娃的第10幅沙画,探讨见书中67～69页

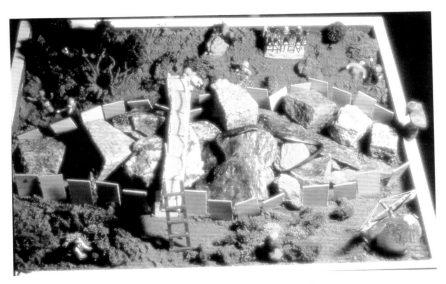

沙盘 11：伊娃的第 11 幅沙画，探讨见书中 69 页

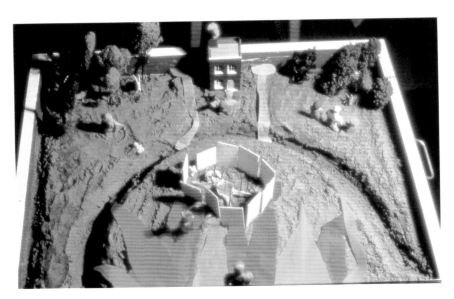

沙盘 12：伊娃的第 12 幅沙画，探讨见书中 70～71 页

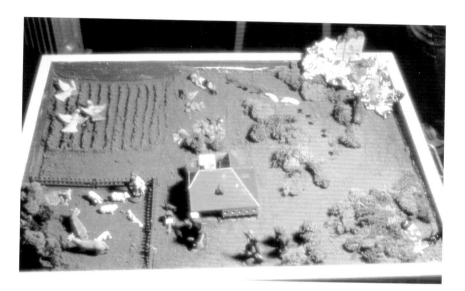

沙盘 13:伊娃的第 13 幅沙画,探讨见书中 71～74 页

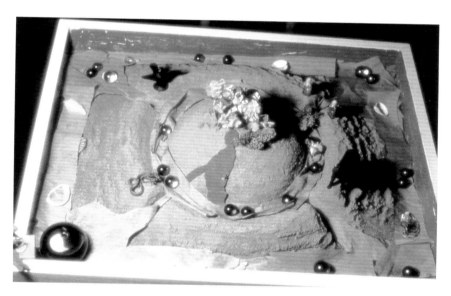

沙盘 14:伊娃的第 14 幅沙画,探讨见书中 74 页

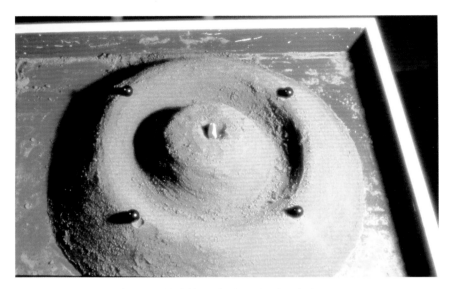

沙盘 15:伊娃的第 15 幅沙画,探讨见书中 75 页

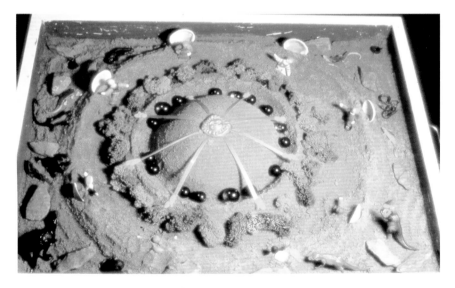

沙盘 16:伊娃的第 16 幅沙画,探讨见书中 75～77 页

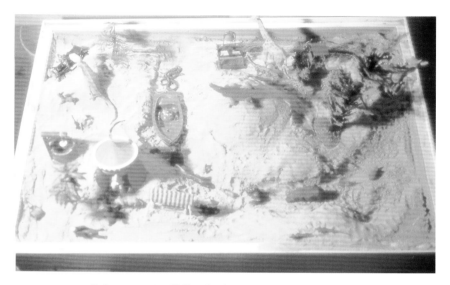

沙盘17：玛利亚的第1幅沙画，探讨见书中83～85页

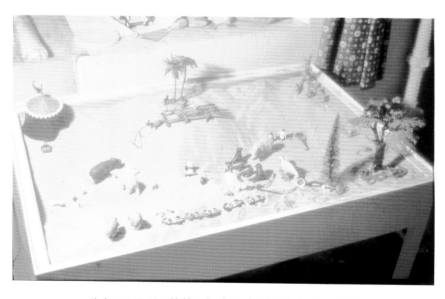

沙盘18：玛利亚的第2幅沙画，探讨见书中85～87页

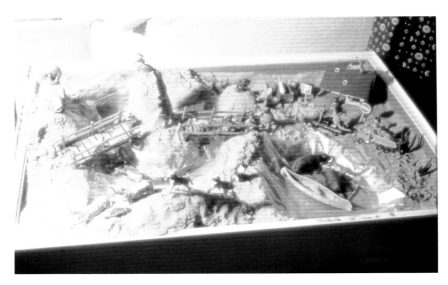

沙盘19:玛利亚的第3幅沙画,探讨见书中87~88页

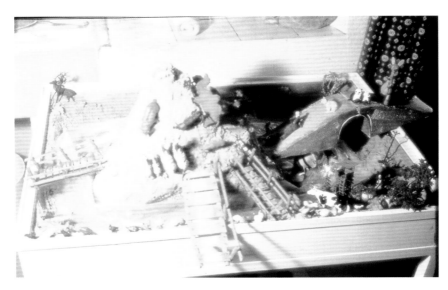

沙盘20:玛利亚的第4幅沙画,探讨见书中89~90页

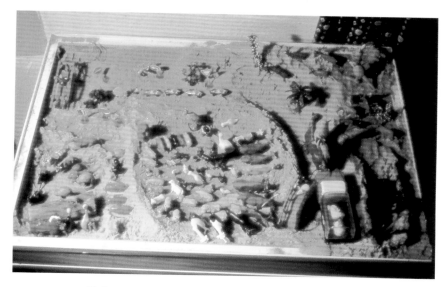

沙盘 21:玛利亚的第 5 幅沙画,探讨见书中 90~94 页

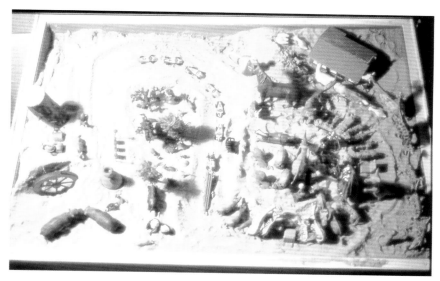

沙盘 22:玛利亚的第 6 幅沙画,探讨见书中 90~94 页

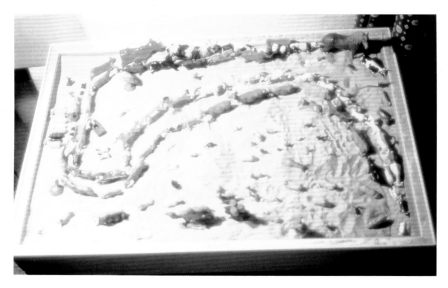

沙盘 23:玛利亚的第 7 幅沙画,探讨见书中 94～96 页

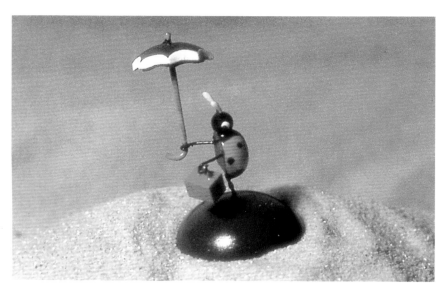

沙盘 24:瓢虫,探讨见书中 95 页

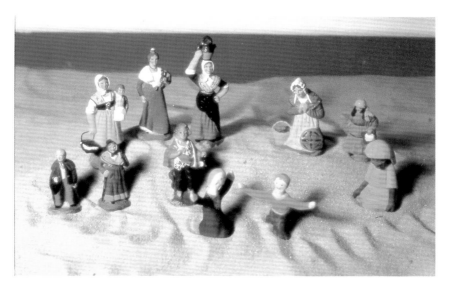

沙盘 25:伊丽莎白主要使用的沙具,探讨见书中 99 页

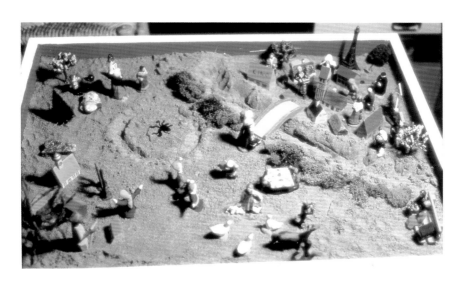

沙盘 26:伊丽莎白的第 1 幅沙画,探讨见书中 99～102 页

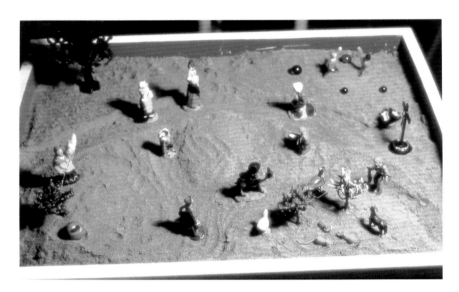

沙盘 27：伊丽莎白的第 2 幅沙画，探讨见书中 104～109 页

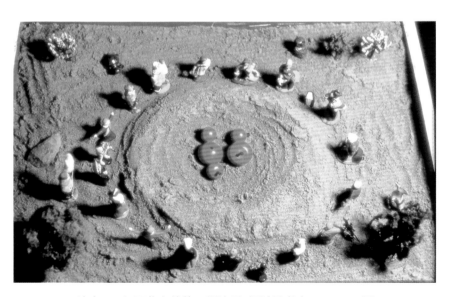

沙盘 28：伊丽莎白的第 3 幅沙画，探讨见书中 109～110 页

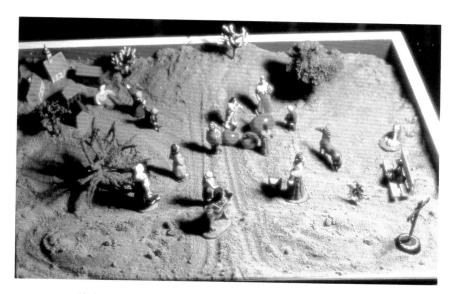

沙盘 29:伊丽莎白的第 4 幅沙画,探讨见书中 110～112 页

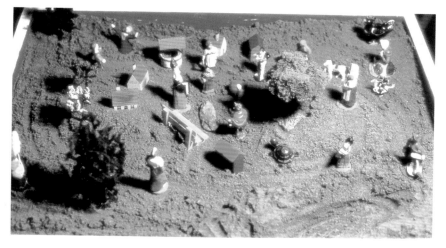

沙盘 30:伊丽莎白的第 5 幅沙画,探讨见书中 112～113 页

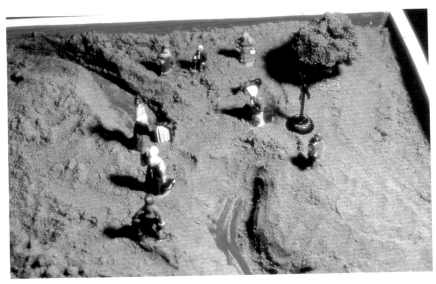

沙盘 31：伊丽莎白的第 6 幅沙画，探讨见书中 113～115 页

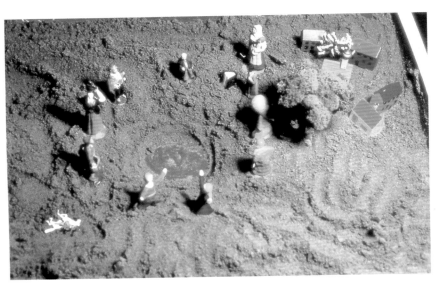

沙盘 32：伊丽莎白的第 7 幅沙画，探讨见书中 115～118 页

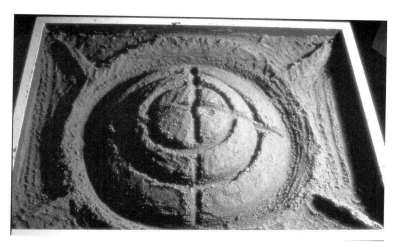

插图16　伊娃：沙画1

是一种确定中心（centering）的心理过程。[1] 他还提到了自发出现在梦中和想象中的曼荼罗，以及心灵无意识地去尝试为自己确定中心，并治愈自己。[2] 曼荼罗代表一种包含在提供保护的圆中的秩序计划（schema），这种计划叠加在心灵的混沌和朝向分裂的倾向之上（而心灵确实有这一倾向）。

　　在伊娃的沙画中，曼荼罗是她心灵的自发表达，努力去保护她，并使她的心灵有贯注性。我感觉到她的无意识对她的迷失方向的状态所作出的反应，是有利于她的治疗的。我把沙盘四个角落里固定这个提供保护的圆的锚，看做伊娃无意识里对保护和支持的渴望，而从更大的方面来说，也与获得治疗环境中的"自由和受保护的空间"的渴望相呼应。

　　在我看来，就伊娃的治疗过程作一些相关的评述是很重要的。她定期来治疗，一个星期来一次或者是两次。在最初的20个月里，她非常悲伤、绝望、不稳定，其中有部分原因是因为酒精和药物的滥用。在做治疗的时候，她总是哭，但是也告诉我一些有关她生活的情况。在这段时期内，她每个星期创造一幅沙画。她在沙盘前工作时，总是默不作声，做完沙盘后，说话也很少。但是，基本上每一次在治疗结束的时候，她看起来都很

---

① See CW，vol. 6，pars. 789-791.

② See CW，vol. 9，pars. 627ff. and 713ff.

平静，也很放松。有时候她看起来似乎对她的沙画感到高兴。在两次治疗的中间，当她消沉和抑郁的时候，她也会在家里给我打电话。在她打电话的时候，在她做沙盘时表现出绝望和悲伤的时候，我总是努力表明，我能感受到她的感觉，而且我也很认真地对待她的痛苦。但是我也尝试让她尽量去靠近日常现实，帮助她定位时间和地点，并在可能的时候指导她采取适当的行动。

当她在治疗面谈中不禁潜然泪下时，我会搂住她的肩膀或者握住她的手，给她一些人情的温暖，并通过这种身体接触使她体会到此时此地的感觉。我相信身体接触在治疗中是很重要和有帮助的，但是分析师不应当唤起自己不能够或者不愿意去满足的愿望或者希望。我根据"同类产生同类"（like produces like）这一原则行事，也就是说分析师安静的手能为接受分析者带来平静。

我没有急于探讨伊娃抑郁的原因，因为她当时还没有能力承受。同样，我避免用言语鼓励和安慰她，避免表达我对她令人印象深刻的沙画的赞赏和敬佩。似乎她的自尊每一次得到提升，就会使她陷入更深的抑郁中。我只能小心翼翼地提到她的创造天分，因为她是一个很有天分的女性。但即使这样的见解也会使她被悲伤和罪恶感所淹没。毕竟，不能够实现她的天分就是她的症结所在。

在我看过伊娃的第一幅沙画后——在那幅沙画中她的心灵试图去为她自己找到中心并治愈自己，我努力在治疗的最初 20 个月里去支持她的外在生活，形象一点说，就是使她能靠着"一点小火苗"继续生活下去，赢得时间，让她的无意识和心灵过程得以展开。当然，幸亏有沙画，我们可以分享这一过程。以隐喻来说明，伊娃心灵大厦的构架摇摇晃晃，快要倒下，需要一个坚固而牢靠的根基来建造一座新的房子。这并不是说这个建造根基的工作要从外部，由分析师来施工。它必须从伊娃的无意识心灵内部来创建。作为伊娃的分析师，我仅仅是一个建筑督工。我的职责是监督来自伊娃的内在高明建筑师的规范是否被遵循。

只有当新房子里面的房间可以居住的时候，旧的、脆弱的老房子才可以被推倒。地基还在建设过程中，能量只足以维持旧房屋不至于倒塌，还没有足够的能量来建造新的大厦。伊娃的沙画让我看到她治愈的希望，尽管要她明显地参与到沙盘游戏中，还需几个月的时间。当治疗有进展的时候，我的希望得到了增强，因为我可以看到，虽然很缓慢，但是伊娃无意识里必要的原型意象正在创建中。从这些原型意象中，她可以渐渐获得能量，来治愈她早期的深深创伤。应当说伊娃的沙画对我来说意义重大。如果没有它们，我怀疑我是否有能力和耐心来进行这一段极其艰难的治疗。我们需要记住，分析师并不是无尽的源泉。在特定的时刻，我们需要给予的超过我们可以从内部提取的。在这样的时刻，欣赏一幅画或者听一听音乐可以让我们得到滋养，因此，我的接受分析者的某些沙画成了我的力量之源。

我现在要讨论的 16 幅沙画是从伊娃在 20 个月中创作的许多沙画中挑选出来的。我采取回顾的形式来呈现这些沙画，努力通过这样的方式来解释它们：它们非同寻常的创意和它们的情绪力量都不能受到破坏。不要忘记，我们必须忍受一定程度的理性的解释，以便把握这些沙画背后的意义。然而，最关键的一点是要体验它们，在观看它们的时候被牢牢吸引，内心激荡！

让我们再次回到第一幅沙画。我们注意到那座有三个层面的山。后来，我们从接下来的治疗面谈中得知，可以把这三层看成预示着一个人分化成身体、心灵和精神三层结构，或者是作为物质世界的大地、微妙的心灵世界和由绝对之物及原型构成的精神世界。它还可以表征创造能量由三个方面构成的整体性：还未成形的能量、处于运动状态而在寻找形态的能量和已经成形的能量。

横过山上的十字架可以看成伊娃的无意识试图为她自己指明方向。如果想象一下我们站在山上，可以看到地平线就像一个无止境的圆包围着我们，我们脚下的土地就像是无限而无序的平面，我们可以——因为有太阳的运行轨迹——靠四个基本方位来为自己指明方向。于是，作为人类，我们站立在世界的中心，站在十字的中心，这个十字指向四个基本方位。通过这一方法，我们创造了为自己指明方向的可能，我们也远离了无限而无序的自然的混沌。

我们也可以从另外的角度来看这幅沙画。山圆形的形状使我们想起了坟墓或者母亲的子宫。如果我们回想起沙盘，就像炼金术里面的炼丹炉，是某种子宫，也就是说，在这个母亲的子宫里，心灵物质得到清洗和转化，以便以一种新的形式重生，那么我们可以把这座山看成死亡和重生的地方，受到圆和沙盘的双重保护。

伊娃的第二幅沙画

在前一次的沙画里，在原始的山所处的位置，伊娃这一次创造了一个巨大的太阳，再一次占满了沙盘的所有空间。接着，她在前额脉轮（forehead-chakra）的位置摆了一个小小的金色太阳，通常称为"第三只眼"，似乎她想说，"这个小太阳认出了大太阳"，或者说，"我，作为一个人，认出了你，上帝"。

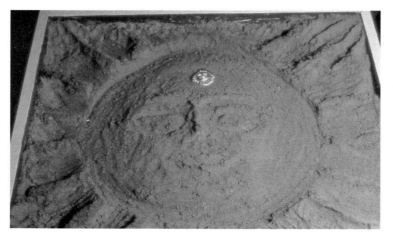

插图 17　伊娃：沙画 2

太阳是光明和温暖之源，代表着我们的生命能量。一个德国谚语这么说道，"太阳给世间万物带来光明"，这意味着太阳使得一切事物都可以被辨认出来。太阳是启蒙、认知与意识的象征，太阳从未改变过形状，只是每天早晨圆滚滚地从地平线升起。我们无法用肉眼辨识太阳真正的形状，但我们确实不断地体验着它的影响。因此，太阳是永恒和不变的象征，是上帝的象征，也是原型的本质的象征，原型的整体性从来不能被完全把握，但是，我们一次又一次感受到它们的能量的影响。

柏拉图把太阳比作理念（ideas）。对柏拉图来说，理念（eidos——文化表象）代表那些不可改变的事物，一切事物背后的形状，真实的存在。在这一方面，太阳同时象征着从一个人真实的存在中散发出的力量和影响。来自我们个人的太阳即原型中的力量和影响，是可以感受到的。

人类的整体性（wholeness）这一观点，即身体、灵魂和精神，在分析心理学中被称作自性的原型。自性具有一种带来秩序的力量，能够指导个人的发展，它是一种更高级的人格，同时包含了意识和无意识层面。当这一力量在个人内部产生影响时，它就能引导发展。

有许多人意识到自己与自性之间的联系，并在此状态下生活。拥有带来秩序的力量的自性，成为朝着自性化发展的道路上的引路人。也有很多人在无意识的状态下与自性保持着很好的联系，在这种情形下，自性很像是站在他们身后的引路天使。

但是其他人，特别是那些像伊娃这样的人，他们很早就经历了自恋创伤，他们找不到他们与自己的整体性及其带来秩序和指导的力量之间的联系。他们的自性被遮蔽了。阿斯帕（Kathrin Asper）在她的著作《遗弃与自我疏离》（*Abandonment and Self-Alienation*）中这样讲述：

> 由于不能够与内在的存在有联系，自恋创伤的人不能够审视自己的内心，因为他们的内在生活有着黑暗和破坏性的内容。由于这一原因，他们与自己的自性产生联系的机会不断遭到破坏，这些内在的黑暗面永远存在。那些遭受自恋性自我疏离痛苦的人的转化目标，可以通过建立与自己的积极、关爱的关系，确立对他人更加包容的态度而获得。事实上，这是一个一个人的全部潜能到达光明的过程，而到那时为止，他的全部潜能一直被遮蔽，被严重削弱了。我们可以回想一下许多童话故事中的女主角，她们在故事结尾处，脱离了屈辱和阴暗的生活，穿着亮丽的衣裳，衣服上点缀着代表太阳、月亮和星星的装饰物……①

伊娃的意识依然不知道，她的双手拥有自己的觉察力，正如我们在她的沙画中所看到的，她的自性走向了光明。这是一个极其重要的事件，其重要性进一步被"第三只眼"中的太阳加强了，这"第三只眼"使人类具有洞察力，使心灵能够分辨出神圣的光，不管它以何种形式出现。下面是一段对第三只眼的古老评述：

> 心灵瞥了精神的形式一眼。一线光芒向前照耀，驱除了黑暗。扭曲、疾病与错误的形式死去，所有的小火苗熄灭了。再也见不到比它更微弱的光芒。通过光亮，眼睛唤醒了存在所必需的形式。这带来了

---

① See Asper, Kathrin. *Verlassenheit und Selbstentfremdung*. Op. cit. p. 68.

知识的繁衍。一个无知的人不会发现任何的意义。①

由于伊娃在那个时候还不能有意识地审视内心,她的双手在沙中为她的无意识智慧赋予了形状。很明显,在治疗的那个小时里,就像那个古老文本所说的,伊娃的心灵很偶然地瞥了自性一眼。一线光芒向前照耀,黑暗消失了。她的自性的沙画变得如同太阳一样明亮。无意识心灵深处被点燃的自性,在她的日常生活中还没有真正变得可以看见,仍需一段时日;然而,它的影响力在下一幅沙画中已经反映出来了。

伊娃的第三幅沙画

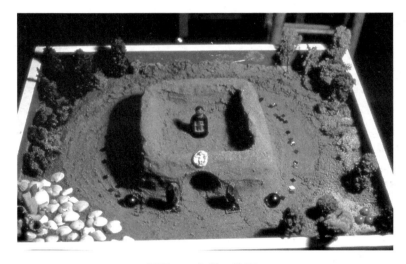

插图 18　伊娃:沙画 3

这幅沙画散发出大地集中起来的坚实、安全和力量。四方形的土房子本身就是大地的象征,也象征着大地母亲的庙宇。房子原本是用苔藓和树皮做成的屋顶盖住的。我打开了屋顶,这样可以看见房子里的女主人,黝黑的大地母亲和她的孩子。房子被一圈蓝色的鹅卵石保护起来,它们代表水,深嵌在翠绿的大自然中。植物的世界和水流,以及大地母亲的栖身之所的四周及底下的泉水,都是属于大地母亲的。

① See Tansley, David V. *Energiekiörper*. München: Kösel, 1985, p. 78.

从左下方，也是来自大地的领域，有一个黑皮肤的人带来了面包，这些面包是大地母亲的礼物。这幅沙画不是在言说"我们的父亲"，而是用最美丽的方式说出了"我们的母亲"。这里，"我们的母亲，在大地上耕耘"，带来每天的食物，是我们身体的基本食粮。

在土房子的门上，再一次放置了很像是"第三只眼"的东西，是一个小婴儿的圆形图片。在关于第三只眼的注解中提到"心灵瞥了精神一眼"。由这幅沙画，我们可以看出，伊娃的心灵瞥见了给予生命的、保护的、提供滋养的母亲的原始意象，并用植物、大地、房屋、身体和女人的形式来表达。这幅完美的确定了中心的沙画散发着自然而深切的，和平与安宁的气氛，还有被接纳的感觉，如孩子体验到的坐在深爱自己的妈妈的膝上的感觉，或者是任何人都能体验到的被伟大的大自然母亲拥抱的感觉。在童年，伊娃并没有充分体验到这种原初的感觉，但是现在，在分析情境的受保护的空间里，合适的和相应的潜在能量得以丛集。很明显，这个属于母亲原型的积极方面的能量场不仅仅局限在母亲身上，还包括大地、提供滋养的大自然、带来温暖和保护的房子、给予生命的水流，还有很多，很多。

在分析的过程中，对好的大地母亲的体验，形成了建设心灵大厦的基础。我们知道，具有坚实的房基，才能建好一座稳固的大厦。

伊娃的第四幅沙画

在放射光芒的太阳和方形的大地造型之后，我们看到了一幅活跃的、流动着的且色彩斑斓的沙画。中心位置卧着一弯被闪闪发光的金色丝带覆盖的月牙。伊娃说，水从一个心形的泉流流出来，环绕着月牙流动。或者它是一幅面纱，是一种微妙体的流动，与伊娃塑造这一河流的材质相呼应？这幅沙画的女主人是一个穿着缀满了星星的深蓝色斗篷的女子。伊娃额外地用贝壳和白色的珊瑚来突出她的位置，形成一个光环。

我在很久以前自己做了这个"黑夜女皇"或者"星星女神"的沙具，作为大地母亲的对应物。我感觉，在沙盘游戏治疗中，我需要一个沙具来表达母性中那些属于灵魂和精神的品质，与母性的世俗和本能的层面相对应。但是，她的蕴涵已不仅仅如此：一个宇宙人物，天堂女皇，月亮女神，世界灵魂，难以看透，蒙着面纱，深不可测而又令人着迷。就像是繁星闪烁的夜空和月亮，她可以使人们进入另一个领域。这种体验可能是令人鼓舞的，并且能够扩展意识，但是，它也可能带来意识的消解和破坏。

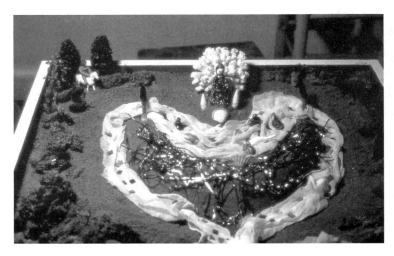

插图 19　伊娃：沙画 4

沙画的组成元素呈现了女性心灵浓缩的原始画面：月亮，令人着迷，在移动，在不断变化；水或者面纱，在流动和飘动着；心形；贝壳。还有穿着星星外衣的、深色的、闪闪发光的星星女神。她看起来似乎在不断地流动和变幻着，但并不是真的如此。她不像太阳那样永恒和放射光芒，她也不具有坚实的大地形状，她是属于黑夜的，温柔而深不可测，神奇而又隐秘。尽管这幅沙画如此可爱，但它难以解释，甚至神秘莫测。没有光亮，没有太阳的光明和大地的坚实，它可能预示着酝酿在月亮和水世界里将要发生的危险：精神错乱和心理分裂，伊娃在深度抑郁时期体验过这些。

伊娃在很短的时间里一幅接一幅地创造了这三幅画。它们代表了能量的三种原型场（archetypal fields）：精神、物质和心理，这三者相互作用和反作用，形成了一个整体。对伊娃来说，它们有着积极的影响。但是我们也不要忘记，每一个意象也都会有消极的方面：太阳是片面的、过度明亮的意识，可以把人烤干晒焦。它会使人远离尘世的身体的真实性。大地和身体会把人禁锢在其形式的重量和静止中。如水般流动的月亮的世界，也是想象的世界，会导致一个人消融在无边无际的未成形的世界里。

伊娃的第五幅沙画

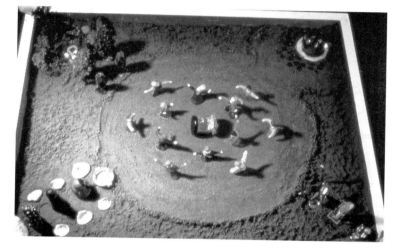

插图 20　伊娃：沙画 5

　　这幅沙画展现了一个圆形的中心，但其中的行动基本上是由来自沙盘的四个角落的能量来主宰的。在中心位置，太阳和月亮面对面；它们中间是一块水晶。在内圈，有六个跳舞的女子，在外圈，有六个跳舞的男子。月亮位于中心左方；这是情感和想象力的一方。此外，女性能量从左下方出现：星星女神、大地母亲和一个圆墩墩的像是农妇的母亲。她带来一个容器，里面可能装着属于尘世的滋养物的礼物。在这些人物的两边，是朝天打开着的贝壳，它们似乎是接纳的双手，包含着精神的食粮。太阳位于右方，是与智力和逻辑思维有关的一方。在右下方（看不大清楚），出现了男性能量：一尊佛、一位智人和一个带着两把剑的萨满巫师。这些不是战争或争斗的象征，而是精神、智慧和文化之武器。

　　在这幅沙画里，我们可以很清楚地看到"更高的对立"的相遇：月亮与太阳、自然与文化、女性的（提供滋养的原始能量）与男性的（技术）。它们为了对立物的伟大统合而相遇，就像炼金术士所说的"对立熔合"（conjunctio oppositorum）。

　　看着这一对立面的相遇中动力的展开，难道不是令人印象深刻的吗？

那些跳舞的人物表现出多大的喜悦和活力啊！

　　通过在舞蹈中对立面的作用，某些新的东西产生了：水晶。水晶对应于"石头"、炼金术过程中的"点金石"（lapis）、"难以得到的宝物"以及自性。炼金术士说点金石由身体、心灵和精神构成，是有生命的存在。甚至到了今天，我们也同意这样的说法，因为点金石或者水晶是内在整体性的象征，是更高的人格的象征。[①]

伊娃的第六幅沙画

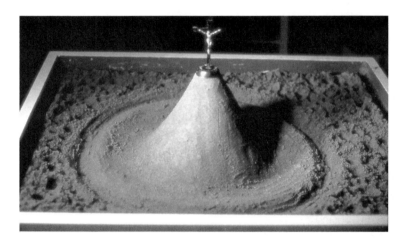

插图 21　伊娃：沙画 6

　　这幅令人印象深刻的画表现了基督徒关于上帝站在高处的意象的对立统合：受难的基督和人类合而为一。他们悬挂于天地之间，上下之中，左右之间，透出一股只有在这种对立的象征中才可能出现的张力。这种张力只有在向内聚焦于个人自己的秩序中心或者是向外聚焦于上帝的意象时才可以承受。从这个角度来看，基督变成了确定中心和治愈的沙具，它能够面对伊娃心灵中消极和分裂的一面。

沙盘游戏中的治愈与转化：创造过程的呈现

① See CW, vol. 13, par. 134.

小结

　　这六幅在无意识的状态下创造的沙画展示了伊娃的内在过程的最初的步骤。显然，原型的强烈能量必须首先出现来为伊娃提供力量，以面对她的痛苦和内在问题。这些原型意象甚至对于身在其外的旁观者而言，都是有很强的影响力的。它们必定以更强烈的程度来把伊娃牢牢地吸引。从无意识心灵的深处，伊娃获得了能量，使她能开始去思考，如何在有意识的状态下去面对她心里的痛苦。

　　以下的沙画是在长达九个月的时期内做的，是一系列在情绪上令人心烦意乱的图画，它们表达了伊娃被完全遗弃的感觉。它们展示了她的痛苦，表达了她对死亡的具有威胁性的恐惧。通过反复在沙子中表达她的问题从而使它们可以被看到，具有治愈作用的反作用力出现了。在这一时期我们几乎不说话。即使我们会谈话，也是间接地谈论沙画。我试着用温和的同时又小心翼翼的方式，帮助伊娃一天一天地生存下来，把重点放在沙盘游戏的过程中。

伊娃的第七幅沙画

　　借助在内在眼睛之前出现的基督的治愈意象，伊娃现在可以开始面对她个人的对立冲突了。

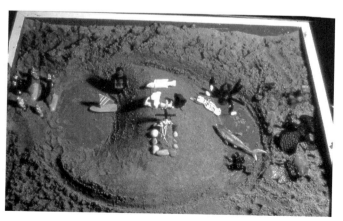

插图 22　伊娃：沙画 7

在一个圆形的湖里可见一弯明月。在右方，是死亡和邪恶。蜘蛛和可怕的害虫到处乱爬，代表了她内在的恐惧。她的生活非常接近这黑暗的一面，生命也被其主宰着。

在左边，是善良的大地母亲。在通往庙宇的大门的第三级台阶上，坐着一尊佛，这一意象是积极的精神性（spirituality）的象征。

位于中心的新月这一主题代表了伊娃的问题的性质。我们可以在十字架下面看到她自己的坟墓。她解释说，那个小孩体现了她位于光明天使与黑暗天使、善的力量与恶的力量之间的灵魂。伊娃认为这幅画表达了悲伤和极度的绝望，但是在我看来，其中包含着希望的元素。首先，月牙变得越来越饱满，更富有生命力。我注意到有一条白色的鱼位于中心，还有一艘小船指向左方，积极的一方。鱼是海洋的果实，是富饶的古老象征；鱼也是心灵的表现。在这幅沙画中，它指向光明和美好的东西。

在这次治疗快结束的时候，我小心谨慎地安慰伊娃：这幅画中有着希望的迹象。但是在那个时候，她并不能理解这些。我想我小心措辞的评论产生了积极的效果。

伊娃的第八幅沙画

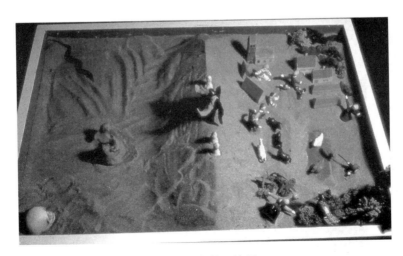

插图 23　伊娃：沙画 8

在这幅沙画中，很明显地可以看到分裂的两半。明亮多彩的外在世界处于右方。伊娃很悲惨地蜷缩在左方，处于红色和绿色魔鬼的魔掌之下。她称其中一个为"妒忌"，另一个为"憎恨"。在左上方有一条黑色的蛇威胁着她，而在左下方，则有死亡的威胁。它们令她忧心忡忡。她想往多彩的世界移动，可是死亡的黑天使站在大门口，迫使她回头。他声称她没有任何权利来到这个快乐而多彩的世界，她属于焦虑和死亡的领域。头骨和黑蛇可能确实令人害怕，但是，它们也可作为转化和重生的象征。[①]

我很小心地跟伊娃解释，说她的整幅沙画形成了她心灵的一个意象，里面包含了快乐的一面。伊娃把这句话记录下来了。

沙盘游戏不同寻常的地方在于：即使接受分析者几乎是在无意识地创造他的沙画，他也不会忽略他所做的一切。他在沙中放进了积极的和消极的元素，他为它们承担责任。他在沙盘里看到了自己的镜像。当然，"看到一个人心灵的镜像"跟认识和了解一个人是不同的。但是在分析工作的过程中，心灵中新的部分一步一步显现出来；也就是说，直到心灵的复合的意象（composite image）能被辨识出来时，它们才有可能变得被意识所了解。

伊娃的第九幅沙画

在这幅沙画中，我们可以看到另一个位于提供保护的圆内的圆形小山。伊娃位于中心位置，被钉在了地上。有个人倒退着从她身边走开。这个人把一把刀子刺进了她的肚子，刺出一个深深的、裂开的、血流不止的伤口。大量的血从这个伤口流出来。但站在伊娃的身后保护她的是天后，站在一个绿色的十字架前面。

最初，这幅沙画激起了强烈的伤感、痛苦和同情。这种感觉可以在心脏和胃部同时感觉得到。从这个女性生命的中心流出来的血令我们想起月经或流产，也可能是女性心灵中心的沉重创伤。在瑞典语中，母亲的子宫（uterus）也被称为"livmoder"，或者是生命之母。以这种方式来为这一特殊的器官命名，表明了"带来生命"的伟大自然的精髓。我们称为创造性无意识的心灵的领域属于这里，它不仅仅是指与自己母亲的关系。这里正是伊娃深深受创的地方。那个后退的人物代表了所有受创的经历和造成这

---

① 关于"蛇"，见 CW, vol. 12, par. 184。关于"头骨"或"死亡的头颅"，见 CW, vol. 12, par. 107。For mortificatio and nigredo see CW, vol. 12, par. 334。

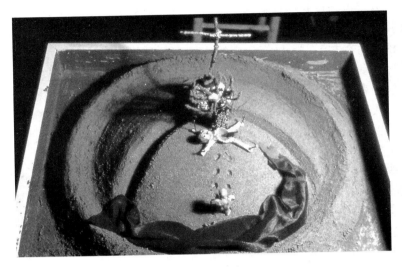

插图 24　伊娃：沙画 9

一伤口的人。

在这里，我想请我的读者们去反思一下他们平时伤害到"生命之母"的地方，以及他们是怎样从身体上和心灵上去伤害她的。

我们可以回想一下伊娃的第一幅沙画，那个原型的山，或母亲的子宫，我们现在可以看到：这个子宫已经被打开来释放它的痛楚了。如果更仔细地观察，我们可以看到：在内圈里，有一弯新月。就像伊娃所说的，"月亮与太阳合而为一"。同样，天后站在十字架生长出来的地方的前方，表明这既是遭受痛苦的地方，同时又是一个治愈的地方。

这三幅沙画让我们对伊娃接下来的九个月里所做的许多沙画有一个大致了解。它们是表达源于伊娃的罪恶感的痛苦、心灵的死亡和焦虑的沙画。坟墓、头骨、死亡天使；被钉在地上，血流不止，就像一次流血量极大的月经期间的痛苦，所有这些都是一个人体验到的心理状态的象征性表征，当他面对黑暗时，当他坠落到阴影的领域时，当他体验到他现有的意识态度的死亡时。伊娃描述她自己被撕成了碎片。这种现有的人格的肢解和腐烂是在神话、传说和成长仪式中广泛传播的主题。①

---

① For 'dismemberment' see Eliade, Mircea. *Shamanism: Archaic Techniques of Ecstasy.* Translated by W. R. Trask. New York (Bollingen Series LXXVI) and London: 1964, p. 53ff.

在炼金术过程中，人格的心理结构的肢解、死亡和腐烂被称为黑色期（nigredo）——变暗或者变黑。它也被称为坏疽（mortificatio）期，即坏死。黑色期的意思是遭遇黑夜，遭遇个体或者集体无意识的黑暗。通过这样的遭遇，自我和它的意识态度受到如此激烈的动摇和分解，以至于它遭受着心灵死亡之痛苦。但是在最黑暗的时刻，在不知所措、完全失望或绝望的时候，心灵中出现了一线新的光芒，就像在寒冬里的圣诞节或者冬至我们所体验到的那样。我们既在内心，也在外部世界体验着这些事件。在"黑色期"之后，出现的是"白色期"——黎明，破晓，与春天相呼应。随之而来的是赤色期（rubedo），或者说是变红期，是日出的时候，或者说是夏天。这些术语的意思是指在自我已经消解，而个人已经经历了心理的死亡之后，一种新的意识水平，一条更光明、更宽广的存在的道路形成了。

从上面的讨论中可以很清楚地知道，对于接受分析者和分析师来说，黑色期是最艰难的时期。这是死亡的意象出现的时候，是死的欲望和自杀的想法浮上表面的时候。绝不能因为分析师的恐惧和脆弱，而缩短或逃避这一穿越黑暗的通道！直面头骨，深思死亡与永恒，似乎是产生真正的转化的前提。荣格曾说过，只有体验过死亡后，意识的重生才有可能出现。①

对于伊娃来说，黑色期这个阶段容易承受一些，因为她可以在沙子里，以符合实际的方式或者是带有比喻意味的方式，一件一件地逐步解决她的问题。那些到那时为止她还未知的心灵内容，已经变得清晰可见。她消极的一面，如妒忌和憎恨，给她带来了巨大的挑战。但是她处于黑色期时关键的一点是：她必须学会承受和接纳她自己朝向黑暗、朝向意识消解的倾向，包括她的死亡欲望，但并不屈从于它们。而且即使她身边的人不接受并且谴责她内心中的这一面，她也必须学会带着这一面来生活，因为她就像那一类人，对他们而言，死亡和黑暗就是他们忠实的陪伴者。

伊娃的第十幅沙画

这幅沙画是在距上一幅沙画差不多四个星期后创作的。我们可以看到一队满载货物的沙漠商队。领头人带领商队进入一个螺旋的中心。在左下

---

① See CW, vol. 16, par. 475ff.

角，伊娃成了一个小孩躺在那里，被一圈石头围了起来。她的脐带一直延伸到右下方，在右下方，她的父母被紧紧捆在一起。然而，他们被一堵玻璃墙与沙画的其他部分隔开，脐带也在此断裂了。因此，孩子不再与父母有任何联系，而是被抛弃的，是孤独的。尽管伊娃如此看待她的意识状态，但是无意识的中心主题说出了一些不同的事物。

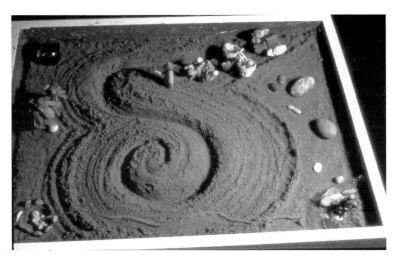

插图 25　伊娃：沙画 10

在象征意义上，螺旋与迷宫联系在一起。特别是在成长仪式（initiation）中，一个人进入螺旋和离开螺旋，这样的运动表示象征意义上的死亡和重生。举例来说，一个新成长的人进入大地母亲体内，在那里死去，又在那里重生。这就是为什么螺旋也能够成为子宫的象征的原因。[①] 在沙盘游戏中，我们经常会遇到一个有明确的出口和入口的螺旋。它代表了女性的性器官，可以表达受精、孕育和诞生。

这幅沙画显示，提供滋养的能量在无意识的极深处带来了受精的过程。这是一个非常重要、富有希望的事件，与伊娃在意识中被父母遗弃的感觉相反。

当伊娃创作这幅沙画时，她跟我已经做了一年的治疗了。这一年不止

————————

[①]　参见 Duerr, Hans Peter. *Sedna*. Frankfurt/M.：Suhrkamp, 1984，特别见"迷宫中的女人"一章。

对伊娃来说是很艰难的一年，对我来说也是如此。也许我们可以把它与带领商队穿越沙漠的领头人所遭遇的困难相比。我们会问：他需要具备什么？也许是一个分析师同样需要具备的素质：熟知道路，坚持下去，不失去勇气或变得垂头丧气。在我看来，治疗态度的积极影响也反映在这幅沙画中。

伊娃的第十一幅沙画

这幅沙画表现了一个绿色的世界，欢乐且充满了生机，但是被一个伊娃所称的"巨大的伤口"分成两半。这个伤口看起来像是一个石头的坟墓，一条蛇在里面歇息。

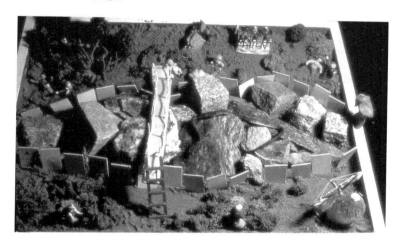

插图 26　伊娃：沙画 11

我们从伊娃的生活历史和沙画中了解了伊娃的这个伤口。缺乏基本的自信和对生活的信任，她痛苦而悲伤，因为作为一个女性，她感到自卑，被人鄙视，被每一个人误解。但是现在这个伤口缩小了；它不再张开，暴露在外。那条蛇，是大自然的治愈力量的古老象征，在帮助这个伤口愈合。在这次治疗时间快要结束的时候，伊娃有意识地在伤口上方摆了一条小路，表明在它们之间可以搭建桥梁。

下面的四幅沙画是在间隔四至五个星期的时期内做的。

伊娃的第十二幅沙画

这幅沙画被分成上下两部分，分别象征外部世界和伊娃的内心世界。从下方，从大地和物质的领域伸出了熊熊大火的火苗。它是情绪之火，而在火苗中伊娃再一次被钉住（就像插图24那样），远离外部世界，孤零零地忍受着痛苦。火苗是地狱之火。在左边我们可以看到一个红色的魔鬼。伊娃说那个魔鬼看到她遭受痛苦而幸灾乐祸。外部世界的人们对伊娃遭受的折磨置之不理。她只有一个人孤零零地，或者是孤单地和上帝在一起，因为有一个很大的上帝意象从沙盘的下边缘看着这一切。

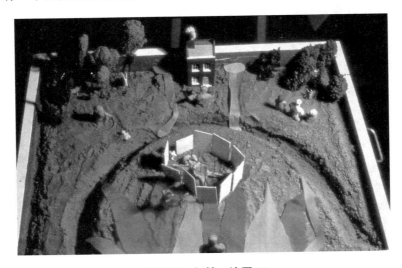

插图 27　伊娃：沙画 12

这是一幅令人害怕却又为之深深感动的沙画。伊娃正在遭受炼狱之苦。一个女子正孤单地承受折磨，努力去完成她的人格意义深远的转化：扩展意识，重建与她的自性和上帝意象之间的关系。

火意味着燃烧的情绪和内心，意味着苦难和痛楚。但是它也意味着净化和转化。伊娃正在从她的罪恶感、她的绝望和自卑感、她的妒忌和憎恨中净化自己。这场激烈的战争已经结束，谁终会获胜？她充满了消极面的、建立脆弱的自我，还是一个更强大、更稳定的自我？这一自我能够与她的心灵中提供秩序的、建设性的和增强生命力的层面建立全新的关系。

在治疗历程中，这一如火焰般炽热的、意义深远的转化过程，对接受分析者和分析师来说都是最痛苦、最艰难的。分析师通过在某种程度上分享接受分析者的痛苦，来陪伴她，增强她的力量。但是在最后，接受分析者必须自己一个人穿过这团火。

伊娃和我的关系表现在一只狐狸身上，那只狐狸通过那个把伊娃孤立起来的篱笆的左上方的一个开口，朝里面看着这一切。伊娃说那只小狐狸象征着她的治疗师。伊娃感到我也在火里面，可以识别她内在发生的过程。众所周知，狐狸是狡猾而灵活的，它嗅觉灵敏，在夜里视觉敏锐，它经常作为治疗师的象征出现在梦和沙画中，引导着灵魂。① 狐狸的红色也把它跟火联系起来——同时也与魔鬼联系起来了！把小狐狸放在这里，表明伊娃相信我有能力陪伴她走过地狱之火。也许，她自己心灵中内在的狐狸也在观望着这个过程。

伊娃的第十三幅沙画

火是前一幅沙画中占主导地位的元素，伊娃身处转化之火中。现在我们可以带着惊喜和赎罪感，看到一片令人清爽的、平静的乡村景色，在这里土的元素占主导地位。绿色的植物正在生长，肥沃的土地带来了生命。

我们可以回想一下伊娃的第三幅沙画里，大地母亲充满力量的意象和她的房子（见插图 18）。在那个时候，善意的土地的原型已经丛集了。现在，几乎在一年之后，我们可以看到这些能量对伊娃的日常生活产生的积极影响。起初，这个用大地母亲的原型来表达的主题，距离意识很远，但是现在，它采用一个更接近意识的意象来表达："善意的土地"以健康、富饶的乡村日常生活来表达。

在沙画的中间，是一座很大的、舒适的农家屋舍。房子牢固的屋顶保护并包容着它的住户，正如一位好母亲所做的那样。祖父母在照看一个躺在婴儿车里的小婴儿。一个男人在树林里（沙盘底部边缘）工作，一个女人在给牛、羊喂食。在房子的背后，有很多的花和果树。两条鱼在附近的小溪里游来游去。

整个场景描绘了一个提供支持的家庭情境，伊娃在孩提时代本应从这种支持的家庭中受益，但是现在，这样的提供支持的家庭情境只有在治疗

---

① See Riedel, Ingrid. *Traumbild Fuchs*. Olten/Freiburgi. Br. : Walter, 1978.

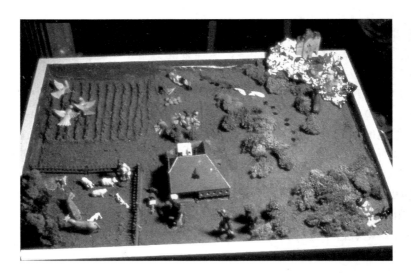

插图 28　伊娃：沙画 13

过程中才能够形成。沙盘的右下角也描绘了一个类似的主题（根据空间的象征来看，这个方位与个人和母亲之间的关系有关）。在那里，我们看到一个圆润的、母亲形象的女性人物坐在草丛中。她在喂养并照顾两个孩子，一个是白的，一个是黑的。这个小小的群体表明，伊娃现在感受到，她作为一个完整的人，她明亮而轻快的一面以及黑暗而沉闷的一面，都被母亲所接受。也许是因为她感觉到被她的治疗师、她周围的亲戚朋友所接纳了，或简单地说，她被这个世界所接纳了，因此她现在能够同时接受自己的两个方面了。

这幅绿意盈盈、丰饶的图画表明：伊娃已经来到了"善意的土地"上，并且可以成长了。就像一颗种子落进肥沃的土壤里，她可以生根发芽了。只有诞生到具体的现实中，扎根于大地，直立起来，才有可能生机勃勃地成长。沙盘的左上角象征着精神和宗教的生活，在那里我们可以看到发展的开始。在刚刚耕耘过的土壤上，鸽子落下觅食。鸽子是灵性、灵感和得到升华的爱洛斯（eros）的古老象征。① 确实，这是一幅预示着伊娃未来发展的充满希望的沙画。

在长长的一系列关于痛苦的沙画之后——我们只是挑出来其中一些，

---

①　See Heinz-Mohr, Gerd. *Lexikon der Symbole*. München: Diederichs, 1983, p. 280.

这些沙画具有特别的意义，不仅对于伊娃而言，而且对于我——她的分析师，也是如此。正如我先前提到的那样，沙画作为心理积极的能量来源，其影响可能不能在日常生活中即刻看到，而要几个月以后才可以看到。由于伊娃的状态一直是与心理的不稳定和分解的倾向做斗争，我感觉这幅沙画表明伊娃的自我正在重建和趋向稳定。形象一点说，在漫长而痛苦的黑暗之后，新生命在一个健康的、绿色的、为生命提供支持的环境中诞生了。

右上角的场景也属于这一"绿色"主题。伊娃把它看成植物女神的领地——"翠绿"的领域。她戴着鲜花和树叶做成的花冠，站在她的城堡前面。一个小小的、黄色的人物进入了她的领地。

伊娃女性一面的"翠绿"有着男性的对等物，而后者更为人所知。例如，植物之神是上帝的仆人，他神秘莫测，被称为"永葆青春的"或者"翠绿的"。[①] 绿色是象征生命的神圣颜色。人类的生命过程是"绿色的"，因为他们以一种缓慢、艰难且最初不为人了解的方式来发展他们的内在潜能。就像荣格所说的，不可避免的自我实现的强烈愿望和冲动是自然界的规律，因而有着不可征服的力量。[②]

多年以前，我自己制作了这个绿色的、代表"女性"的女神，因为我感到在沙盘游戏中，我需要一个沙具能代表外在的大自然中翠绿的植物生命的实质，同时也能代表一个人内心世界中生命的绿色的实质。我们视这一水平的生命为理所当然，以致我们对它们处理不当或忽视它们，甚至将它们贬低为"低级的"或者是"没有灵性的"。但是对于我来说，它们是最重要的，因为它们是我们生命的基础，为我们提供养分和支持。人类的精神最终也必须植根于此。如果没有具体、现实的结构基础，精神飞升起来，离开地面，那将是非常危险的。毋庸置疑，这样的身体与精神之间的分裂是最不健康的。（现在我们应当清楚了，沙盘游戏可能是一种能帮助那些因这种分裂而痛苦的人的治疗方法。）

因此，那个绿色的植物女神的沙具，与我和我的信仰有着密切的联系。黄色的小人物代表了伊娃。这幅沙画中的这两个沙具代表了伊娃和我自己之间存在的移情状态。无须言明，接受分析者感受到在分析师身上充

---

① For 'Khidr' see CW, vol. 5, pars. 282 and 285; also Jung's unpublished Kindertraumseminar Winter 1940-1941. Zurich: Schippert, 1976, p. 57ff.

② See CW, vol. 9, i, par. 289.

满了翠绿的女神的积极能量。在长期而密集的分析过程中，成功建立了一种深沉而密切的治疗联盟。在这一时刻，分析师和接受分析者在进行无声的交流，通过她的态度，通过她对生命过程的深刻意义的了解和信任进行交流。分析师的榜样为接受分析者创建了一种回应，一种共情与共鸣，在这个个案中，这也是一种治愈的因素。

伊娃的第十四幅沙画

　　这里我们再次看到了共鸣的主题。在沙盘左下角的边框上坐着一条蓝色的美人鱼，她在弹竖琴。她跟位于中心位置的女性人物有联系，这个女性人物被鲜花环绕，代表着伊娃的自我。音乐和鲜花象征着决心和救赎的深切感受，但同时也是哀悼的真实情感，在经历了长期的遭受痛苦的紧张时刻之后，伊娃充满了哀悼之情。她那似乎无穷无尽的泪水之河填满了她心灵的全部风景。环绕着处于中心位置的山的护城河里涨满了水，那个到目前为止保护着伊娃却又把伊娃隔离起来的外围的护堤现在被打开了。看起来伊娃想要通过把它们冲走来消解她旧有的人格结构。这是一个内在净化的过程，是一个人在自己的重生之水中洗礼与浸润的过程。

沙盘游戏中的治愈与转化：创造过程的呈现

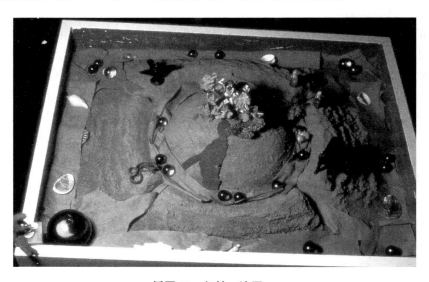

插图 29　伊娃：沙画 14

伊娃的第十五幅沙画

这幅沙画很简单，但极为集中地表征了一个意义深远的事件。外在的结构是一个四位一体（quaternity），是心灵定位的基本结构。[①] 自中心位置的深处，如同萃取精华般升起了一条白色的心灵之鱼。在前面的插图22中我们也曾与这条鱼会面，它与伊娃自己的坟墓联系在一起。在经过许多个月的针对转化过程所做的工作之后，这条鱼作为伊娃重生的心灵的象征又再次出现。

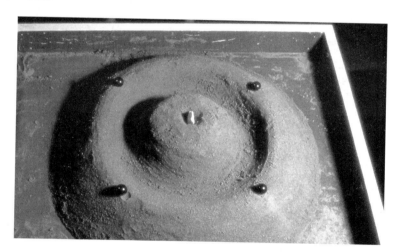

插图 30　伊娃：沙画 15

伊娃的第十六幅沙画

一个晴朗的日子！这一系列沙画的最后一幅拥有一种特殊的美丽和意味深长的表达。它让我们想起了伊娃在第一幅沙画中所创建的原始的山，它代表了自发形成的曼荼罗（插图 16）。此外，中心位置的太阳的主题也令人想起让我们印象深刻的太阳的原型意象（插图 17）。在这里，我们看到的是一个完美地确定了中心的曼荼罗，但是这一次大部分是在有意识的

[①]　关于"四位一体"，见 CW, vol. 12, par. 283。

状态下塑造的。从高高升起的太阳意象中，散发出各种各样的同心圆，类似于水里的波纹。

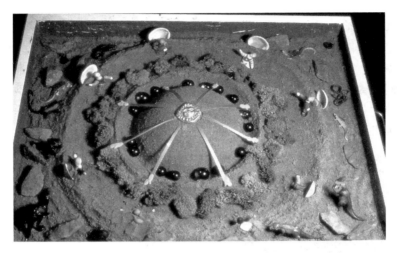

插图31　伊娃：沙画16

　　伊娃解释道："太阳象征圣洁意识的光明和力量。从那里放射出的光线就像是碰触世界的手，直至它们到达每一个人身上。这些球形是位于太阳与世界之间的依然未成形的、自由流动的能量。"（伊娃并不知道凯尔特人把河流世界或者水世界比作微妙的、流动着的能量的描述。然而，我也在其他接受分析者的沙画中见过这种玻璃的球形，在那里，它们也作为未成形的、潜在的能量的表达。）伊娃接着说道："绿色的圆圈代表地球。在那里，阳光照耀在人们身上。人物沙具身后的贝壳是提供保护的盾，保护人们不受最外圈的吞噬性的无意识的伤害；这种吞噬性的无意识由爬行动物、鳄鱼和远古的怪兽来代表。从左下方的边缘，人类顺着逆时针方向慢慢地在大地上成长。跟他们一起成长的还有那些提供保护的贝壳。太阳之手，圣洁意识之光照在人们身上。随着人类意识的成长，提供保护的贝壳也在成长，以对抗对'黑夜'的恐慌和惧怕，例如，由一个人自身的无意识所产生的恐惧。"

　　伊娃的意义深远的解释言之有理。但是当我们更近一点来看沙画时，我们还可以看到另一个重要的细节：人类背后的贝壳也起着反射的作用。太阳之光，即圣洁的意识，在通过人类得以转化后，被贝壳反射回去了。每一个人都以自己的方式来转化这一神圣的能量，并把它反射回其源头。

我们可以把这个上帝与人类之间的作用和反作用的互惠过程，解释为原型意象的能量影响和改变了人，而已经转化了的人也影响和改变着原型意象的形式。这是原型意象和个体之间的互惠互利的影响，原型意象与集体之间也是如此。一种文化中，原型能量的伟大的场，尤其如此；例如西方文化中占主导地位的上帝意象，在个人的水平上以及在集体的水平上，都是极具影响力的。从这种观点的角度来看，创造性的想象和与之相关的个体意识的扩展，是有最重要的意义的。它为世界的创造或者"创世"做出了贡献——不论是好的还是坏的，同样也为集体意识的进一步发展做出了贡献。每一个人的道德责任感决定着他对世界的创造带来的是积极的影响还是消极的影响。

在内在的心理水平上，我们再次发现了共鸣的原则。这次是在更高层次的整体性、伊娃的自性和伊娃正在涌现却仍在成长中的自我意识之间的共鸣。沙画中的八个人物代表了伊娃的意识人格成长的八个不同阶段。

我们可以把这幅沙画中的第八个人看作稳定的秩序原则，也是一个已完成的期限的重新开端。"八"象征着创世的第八天，也就是说，是基督诞生后新的创世的开始①。在这里象征的是新的开始，是伊娃的重生，获得一种更加活力充沛，更加有意识的存在方式。

这幅综合的、阳光明媚的沙画并不是伊娃的最后一幅沙画，但它标志着伊娃在沙盘游戏中的无意识过程与生活中的意识的结合。它表明了伊娃治疗过程的第二个阶段的开始，也就是言语治疗部分。现在是伊娃有意识地去直面自己，直面她的环境和她的上帝意象的时候了。在几个月的时间里，她自觉地戒酒并停止滥用药物，并把她的注意力转向她的家庭和她的专业培训，且越来越关注这些方面。

作为结语，我们可以把伊娃的发展过程的步骤与用心理学术语解释的炼金术过程的个人步骤作比较。下面我引用了荣格的《心理学与炼金术》（*Psychology and Alchemy*）中的一段话：

> 黑色期（nigredo）或者黑暗是最初的状态，或者从一开始就呈现出来……或者由于元素的离析而产生。假使在开始之时就是这种离析的状态，就像有些时候所发生的那样，就会发生对立面的统合，类似

---

① See Heinz-Mohr, Gerd. *Lexikon der Symbole*. Op. cit., p. 311; and Götze, Heinz. *Castel del Monte*. München: Prestel, 1984.

于男性和女性的结合（称之为……熔合……），随之出现结合物的死亡（坏疽……）和相应的黑色期。从中清洗（ablutio）或者直接导向变白（albedo），或者是在"死亡"中释放出来的灵魂重新与死亡的身体结合，发生重生。这时候，这个过程的主要目的已经达到，也即所谓的白色期……，很多炼金术士都高度赞扬它，似乎它就是最终目的。它处于白银或者月亮的状态，还必须上升到太阳的状态。所以说，白色期，就是破晓，但是只有到了赤色期（rubedo），才会有太阳初升。①

　　在治疗的开始阶段，伊娃身上呈现出黑色期的状况。在漫长而阴暗的几个月内，处于抑郁状态的伊娃体验到自己是支解了的，分离了的。在开始了沙盘游戏治疗后，对立面的第一次统合在原型的水平上得以丛集（见插图20和插图21）。以这样的能量整合为基础，接下来的是黑色期与坏疽期的过渡，又是几个月的时间。在这个时期，伊娃遭遇了她的黑暗面和痛苦，最后就是随之而来的死亡和她原有人格的分解。在最黑暗的时候，出现了转折点。在上升阶段，开始了治愈和重生（见插图25）。结果是，伊娃新生的自我必须经受火的洗礼，从而变得更加强壮，植根于肥沃的大地母亲之上（见插图27和插图28）。插图29展现给我们的是泪河的净化和溶解的力量。这时，旧有人格结构的残骸在真实的哀悼体验中被冲洗得一干二净。在炼金术中，清洗（ablutio）有时也叫做洗礼（baptisma），是指用于洗礼的水的净化能力。破晓时分的阳光，白色期，或者也称为变白期，在插图30中用了一条白色的心灵之鱼来象征，在第七幅沙画中我们已经见过这个同样的象征了（插图22）。在那个时候，这条鱼代表的是当时对于伊娃的无意识心灵而言还属于秘密的知识，即积极的能量最终将战胜消极的能量。在最后一幅沙画中（插图31），我们体验到的是赤色期，真正的日出。在这里，它象征着伊娃生活中"全新的一天"。它意味着伊娃对生活拥有了一种新的意识见解。这幅沙画也表现了第二次的熔合，这一次是意识和无意识、自我和自性的对立统合。

　　正如我已经指出的那样，在伊娃可以获得这些新涌现出的能量的时候，因为她体验到了这个过程，绝不能说她的治疗就可以结束了。我们能够愈合她早期自恋障碍的巨大伤口。伊娃的人格最深层的早期创伤得以愈

———————

① See CW, vol. 12, par. 334.

合，这是她后来要面对她自己和环境的必要条件。这一漫长的过程，需要伊娃和我具有极大的耐心和毅力，但这仅仅是"在根部"做的初始工作。我们知道，没有健康的根，一株植物最可爱的特征是不能发展起来的。如果我们不能去治愈伊娃的自恋创伤，那么她所有的天分和心理能力，就很少会有机会得到进一步的发展，这些已经在沙画中明显表现出来了。但是，心灵治愈过程的这个植物的意象（plant image）相对于在现实中发生的事情来说，只能说是部分正确的。这个意象完全是属于自然的，然而，治疗的过程是属于文化的，是分析师和接受分析者有意识地在一起工作。在伊娃的情形中，治愈过程的第一个阶段，对于接受分析者来说，主要是非言语的和无意识的。她定期地通过在沙盘中进行创造性的设计和塑形来直面自己的无意识，从而增强了她意识层面希望好起来的愿望和意志。相反，分析师必须有意识地了解在接受分析者身上发生的一切。分析的艺术在于点到为止。由于分析工作是一个自然的成长过程，是一个培育的过程，因此我又要回到建造心灵大厦的意象上去了。之前，我把分析师比作建筑督工，但是他不能变成心灵大厦的建筑师，因为这个功能属于接受分析者的内在的、提供指导的权威。建筑督工或者分析师必须理解这个内在权威的计划，使它顺利开展。在出现错误的时候，他可能需要进行干预。通过他的知识和能力，他确实能为他的接受分析者的心灵大厦的建造做出重要的贡献。

伊娃在沙盘中的体验过程集中在建造心灵大厦的地基上。起初这是一个地下的过程，发生在童年早期的无意识层面，在那里与意识的接触相当有限。在地面上，在伊娃的日常生活中，可以通过直觉了解到有什么事件在地下开展，但只有在逐渐的过程中这一事件才变得可以看见。沙画可以预示一个人几个月或者几年后的外在发展状况。在沙子中的这些"地下工作"是绝对必要的。它为后来阶段的针对个人自己的有意识工作提供了路标和能量。在伊娃的情形中也是如此。伊娃的意识人格，或者说伊娃的心灵大厦处于地面之上变得可以看到的部分，就是她后续的言语分析的产物。只有在更早的、几乎是无意识地体验到的沙盘游戏过程中，把基础打牢后，这一发展才能完成。

第七章 玛利亚：一个儿童的治愈过程

在介绍完一个成年女性艰难的治愈过程后，我打算呈现一个小孩在治疗的初始阶段的图片。我不会对她治疗的全过程做详尽的分析，因为我已在其他地方描写过了，[①] 但我想要给大家展示的是，心灵能量的运动在儿童的沙画中是如何显得特别突出的。我不知道还有什么地方可以比沙盘游戏中的三维空间，能够更好地显示出能量的上下运动以及能量的退行和前进的。

沙盘游戏的方法尤其适合儿童，因为在进行创造性的游戏和塑造模型中，儿童能拥有一种未被打破的快乐，也因为他们对所使用的沙具的象征性语言仍然保持着一种天生的理解力，这使得他们能在游戏中平衡外在现实和内在现实。

尽管儿童的沙盘游戏治疗与成人的沙盘游戏治疗一样，能强烈地打动人心，但是儿童的治疗过程不会那么复杂，且费时较少，因为造成其童年期困扰的原因并不像成人那样存在于被遗忘的久远过去，他们也不会像成人那样被次要的问题占据了身心。

玛利亚来我这里接受治疗时是 7 岁，正处于学校生活的第一年。她是家里的第一个孩子，任性而活泼，在智力方面胜于她的小伙伴们，身体也很健康。但是有时候她在家中表现得具有攻击性。她总是很好辩，在表达自己方面有困难。她认为自己长得很丑，于是不喜欢自己。她在适应社会方面有困难。她还害怕水和任何新的事物，如步行上学和课间休息等。开始上学后，她不喜欢自己和不信任自己的状况变得越来越明显。我推测她和母亲的原生关系肯定存在着困扰，当她告别婴儿期而开始学业时，这种亲子关系就阻碍了她的发展。

玛利亚的家庭中主要的困难是，所有男性气质的东西被过分重视，包

① See Ammann，Ruth. *Eine Kinderanalyse anhand von Sandbildern*. Op. cit.

沙盘游戏中的治愈与转化：创造过程的呈现

括理性思维和任何一种指向目标的智力方面的成就。因此女性气质方面的价值，例如相信个人的直觉、身体和心灵生活，都发展得相当差。这就是玛利亚的母亲在从知识的、学术的世界转换成母亲角色的过渡期间感到高度紧张的原因。玛利亚是第一个孩子，于是她深受母亲的不安全感的影响。因此，看到在治疗中玛利亚的人格得以转化和增强，并反过来影响整个家庭，导致家庭成员产生积极的变化和发展，我更深受感动。

与玛利亚的父母集中讨论了她的前期发展、她的困难和家庭背景之后，我们决定玛利亚必须每周花一个小时来进行治疗。我们让玛利亚来决定是否愿意在沙盘中进行游戏。但第一次来治疗时，她仿佛受到驱使一般，径直走到沙盘和放小沙具的架子前。她拿了一只巨大的木质袋鼠和一只丑陋的鳄鱼。鳄鱼追着袋鼠满沙盘跑。玛利亚说这只邪恶的鳄鱼想要把善良的袋鼠吃掉。接着她做了她的第一幅沙画。

这初始的主题告诉了我们什么呢？很显然，我们面对着两个令人震撼的对立面：邪恶的一方想要吞噬善良的一方。袋鼠，代表着善良的一方，往往用来象征小孩在充满温情、滋养并提供保护的母亲般的环境中所得到的包容，这样的包容在童年早期是不可缺少的。这表明，孩子需要母亲不仅给予物质上的支持，更需要给予心理上的支持，还需要在积极的母子关系中体验到温暖的感觉。

与母亲（或者在一些情境中是父亲）那积极的原生关系不但奠定了孩子和自己身体间关系的基础，还奠定了其人际关系的基础，也就是说，和其他人的所有情感联系的基础。自我的健康发展，以及和他人、世界、自我本身的无意识和自性的健康关系，都有赖于和母亲形象保持的一种积极的原生关系。①

我们可以看到，孩子和母亲保持一种成功的原生关系是何等重要，而在这个个案中，以袋鼠这一象征表现出来。在这一关系中，孩子体验到一种生活中最原始的信任感。但生活意味着面对，意味着生动地体验到一个人的身体、心灵、家庭、学校和"巨大的外部世界"所带来的所有欢乐和痛苦，希望和恐惧。有些时候，孩子那种急于前进和自我实现的愿望会非常强烈。而在另外的时候，孩子会退行，在面对生活中令人恐惧和黑暗的一面时，会变得无助。当然，孩子会反复地经历这两面。但是母亲和孩子

---

① 参见 Neumann, Erich. *The Child. Structure and Dynamics of the Nascent Personality.* New York: Putnam's Sons, 1973，特别见第二章。

之间安全的依恋可以确保孩子不会被这些黑暗所打败。安全的母子依恋会给孩子以及其今后的成长以力量，并将这些黑暗的时刻体验为内在转化和向新的潜在力量过渡的时期。

我们不能忘记，应当在某个特定的时期内发展母—子统一体（mother-child unity）。可是过了某一年龄，还停留在这样的统一体中可能就意味着对生活的逃避。起初母亲所提供的安全感和保护会逐渐变成孩子成长过程中的桎梏。孩子不能独立前行和离开"袋鼠的育儿袋"的原因通常是因为体验不到与母亲之间的一种恰当的、给予生命的原生关系。有些时候，母亲不能放开她的孩子，让他们跨进下一个生活时期，但是孩子自身的发展可以推动他离开这个母性环境。然而孩子也可能没有能力离开，因为他还没有充分体验过这一母性世界，没有去整合它潜在的能量来源。

在治疗的开始阶段，玛利亚似乎把待在育儿袋中的小袋鼠认同为她自己了，但是她还感觉到自己受到一股巨大的威胁性力量的迫害，就是邪恶的鳄鱼。

即使是孩子，他们也知道鳄鱼生活在水中，或者潜伏在沼泽中。它待在那里等待着它的猎物，然后把猎物拉到水下给淹死。我们可以因此把鳄鱼那吞噬和致命的一面与水的这一面等同起来，我们知道，水正是玛利亚非常害怕的。

生命在水中孕育，但也可以在水中终结。人类是从母亲子宫里的羊水中诞生的，但一旦他开始呼吸，就不能完全回到水里生活了。只有在传统的洗礼中，一个人才能重新浸润在他原初的元素中，并浮出水面，这是象征意义的重生。

水作为一种隐喻，毫无疑问，它主要象征着那些无意识的和没有形状的能量，甚至可以说，象征着没有诞生的能量。暂时沉浸在水中会使人精神为之一振。人们或许会体验到新的能量并有一种重获新生的感觉。但是重新沉入到水里并被水吞没，可能就象征着退行到无意识的、没有形状的状态了。这样的运动必须被看做是对发展起反作用的。

在玛利亚的沙画中，她表现出她受到了惊吓，并处于需求的状态。从她的生活史中，我得知玛利亚和她母亲的早期关系是不适当的。因此，她缺乏信任和力量去前行。另一方面，她的沙画表明了她感到被一只鳄鱼威胁着、追赶着，也就是说，她陷入了退行到无意识状态的危险中，或者是可能有心理疾病或生理疾病的状态中。

心理治疗给孩子提供了一个受保护的空间，孩子在其中可以象征性地

沙盘游戏中的治愈与转化：创造过程的呈现

回到母亲子宫的水世界中。在这个空间里，孩子能重新体验到重要的原生母子关系，但是这次是孩子与治疗师之间的关系了。然而，要成功地做到这一点，治疗师必须能在孩子的退行期间完全地接受他、保护他和引导他，并在接下来的孩子的人格重构阶段陪伴着他。

现在让我们看看玛利亚创作的第一幅沙画，同时我们不要忘记一点，那就是游戏对于孩子来说并不"只是游戏"，而是真实的生活。

玛利亚的第一幅沙画

乍一看这幅沙画，好像稍显凌乱，但是沙盘中的活动和形态都表达了一种强有力的想象和一种强烈的情绪生活。

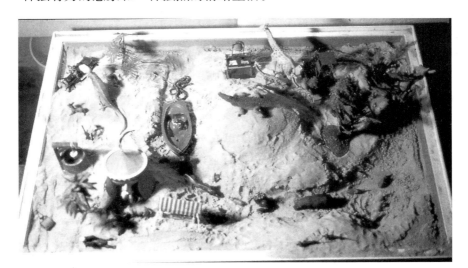

插图 32　玛利亚：沙画 1

这幅沙画里没有人，只有动物。因此它代表了孩子发展过程中的动物阶段。在这个时期的大多数时候，孩子都会无意识地或前意识地（preconsciously）投入到身体、本能、驱力和情绪的世界中。动物代表了这个世界各种积极的、活动的和易变的方面。另一方面，植物牢牢地根植于大地上。因此，植物的沙具体现了孩子发展过程中的植物阶段。这一发展大概发生在生命的头一年。

在沙画的中央，一座圆圆的小山冒出来了，它仿佛是从玛利亚的无意识生活中冒出来的第一个高地。这座小山令我们想起，一直被压得几乎弯着腰的大自然很渴望打开一个出口，为的是给一棵急于破土而出的幼芽松绑。我们可以把这棵幼芽比作孩子不断成长的自我，这个自我是在发展过程中自大地母亲那里成长起来的，它离开了无意识的黑暗，走向世界的光明。在那里，自我开始去观察。

当土地形成一个裂口时，冒出的幼芽一直努力地向上生长，并且联结着光明和天空。从一种存在方式过渡到另外一种存在方式因此而变得可能。人们会用一座山或者通过一把梯子、一棵树或是世界之柱去表达天地间的联系，因为这样可能使得人与天空更加接近。[①] 这世界之柱往往处于"中央"，是世界的轴或者是世界的中心点；它也是个人世界的中心，无论这一个体的个人内心世界有多大或有多小。每一幅沙画都代表了创造沙盘世界的人心中的个人世界。因此，在玛利亚的沙画中，小山代表了她个人世界的轴，她和天地间的联系。鳄鱼正躺在这座山上。对于希望奔向光明的一切事物来说，鳄鱼是一个威胁。这意味着，鳄鱼代表了玛利亚无意识中吞噬性的一面，阻碍了玛利亚向上的成长，阻碍她不能向拥有更加个性化的意识的方向发展。

鳄鱼的山的左边是一条小河，这条小河向右下角流动，最后流入一个小湖。一艘绿色的大船在河上开动，动力来自于船后面一条危险的蛇。船上站着一只打着伞的瓢虫。这个沙具是整幅沙画里唯一一件能令我们想起与人类有关的沙具。它站在比其他动物的位置更高的地方。玛利亚在接下来的沙画中几乎每次都使用了瓢虫。她认为自己就是小瓢虫（参看插图39）。于是，这个沙具有了核心的意义。

让我们看看瓢虫所乘的小船。船、汽车和雪橇（参看下一幅沙画，插图33）的功能就是把人或者货物从一个地方运送到另外一个地方。这些交通工具总是表达着运动、过渡和一种通过仪式（rite of passage）。[②] 在学校中从一个年级进阶到下一个年级也是一种绝妙的通过仪式。在玛利亚的个案中，我们所关注的是她从蹒跚学步的婴儿所处的世界过渡到小学生所处的更加意识化的世界。这个过渡时期是孩子发展过程中一个艰难而重要的时期。在这个时期，孩子必须从一种"天然的"、无意识的、动物的或者

---

① See Eliade, Mircea. *The Sacred and the Profane : The Nature of Religion*. New York: Harcourt, Brace and Company, 1959, pp. 34-36.

② Ibid., p. 184ff.

是身体的存在，前进到一种更高级的宗教、精神和文化的生活，正是后面
这种生活使我们成为人类。

我认为把宽敞的绿色小船看作玛利亚"天然的"存在方式的表达是合
理的。瓢虫站在小船上是玛利亚前意识自我（preconscious ego）的一个象
征。小船由蛇驱动着，正在开往通向小湖的路上。小湖中的水包容着鱼和
小鸭子，就像母亲保护着她的孩子。湖泊象征着原始的状态，母亲子宫的
那种包容力。对于玛利亚来说，这意味着退行到一个更早的阶段，退回到
一种母—子关系中，而且在治疗情境下，她必须重新去体验这种母—子
关系。

每一幅沙画都是一种多层次的构造，同时表达了不同的心理情境及能
量的运动。在第一幅沙画中，有两种主要的运动，一种是向上的成长的运
动，被鳄鱼阻挡了；一种是退行的运动，象征着回到母—子的统一体。很
明显，玛利亚无意识中知道自己需要做些什么。返回到母—子的统一体阶
段是必要的，在那里她可以得到充分的滋养，重新获得生活中的基本信任
感。这将会给玛利亚精神上和心智上的成长奠定基础。

玛利亚的第二幅沙画

一周后，玛利亚创作了她的第二幅沙画。沙盘给人开放、光明和清晰
的感觉，似乎她的问题都展现在世界中了。在沙盘底端的运动相当引人注
目：动物和小车标志着一种由左朝向中心的运动。能量从无意识出发流向
中央的一个洼地，在那里我们还可以发现那只瓢虫。在洼地中是一些光明
与黑暗的动物的集合；有一些甚至是白色和黑色的。这表明了玛利亚内心
对于各种对立面进行区分的开始：光明—黑暗的对立和善良—邪恶的对立
都是发展具有辨析能力的意识所必需的。

位于沙盘上半部分的中央的小山上的活动和沙盘下半部分所描绘的事
情之间形成了对比。在那里，小兔子坐在棕榈树下，它的前面坐着一只黄
色的老鼠，老鼠坐在雪橇上，由一头驴子拉着，朝着左方，向远离中心的
方向跑。

对于玛利亚来说，驴子似乎是一种很重要的动物。我们已经在第一幅
沙画的左方边缘遇见过它了，而且我们还会在接下来的沙画中再次看见
它。驴子是马的兄弟，但没有马那么受人赏识。一个人如果不能拥有一匹
马，那么他至少可以拥有一头驴子来工作和驮一些重物。驴子相当吃苦耐

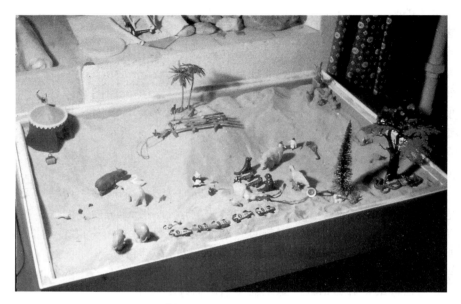

插图 33 玛利亚：沙画 2

劳，但也很顽固。这是它对抗虐待的防御方式。可能孩子们认为驴子很愚蠢。毕竟，一句常用的俗语就是："你这头蠢驴！"很多孩子可能确实会为驴子感到难过，因为它承受了大人们对它的虐待。孩子们肯定也很认同驴子，因为在大人们嘲讽孩子的年少无知或者认为孩子们愚蠢时，孩子就会觉得非常难受，就像驴子所承受的那样。如果孩子们读故事时读到一头可怜的驴子可以逃脱它那悲惨的命运，找到了某处一个可爱的牧场，那么孩子们可能会感到安心。

同样的，想安慰一个孩子或许可以借助驴子与牧师，或者是驴子与耶稣形象之间的关系。当耶稣诞生时，驴子就躺在马槽的旁边。在耶稣小时候和长大后，驴子也驮着他。孩子可以在连环画和插图版的《圣经》中看见这些故事。孩子们依然和上帝很接近。孩子们对上帝有一种纯朴和健康的感觉，除非这种感觉被他们损害了。因此，我相信孩子们把自己认同为驴子，因为他们必须是在世上受苦的人，但同时又是靠近上帝的人。我们也可以这样说，通常情况下，驴子象征着个人阴影面所带来的痛苦和忍受，然而，我们的阴影面也可能使人得到拯救和完善。

匹诺曹（卡通片名，也是主角的名字。国内翻译为《木偶奇遇记》）

故事中的驴子对于玛利亚来说尤其重要。[①] 故事中的驴子开始时是一只跳爆竹（Jumping Jack），仅仅是一个能活动的木偶。经历了无数的磨难后，他终于变成了一个真正的男孩，学会了怎么去阅读和书写，变得有文化起来。在故事中，12头驴子拉着马车，把匹诺曹送到孩子们的王国去。在那里，"孩子们不需要学任何东西，他们只要玩就可以了"。匹诺曹太渴望玩耍和欢笑了，后来因此变成了一头小驴。但后来他因为自己变成了驴子而非常难过，因此他打算去学习了。由此，他摆脱了像驴子一样的生活状态。

由于玛利亚认同匹诺曹的故事，我们可以这样认为，沙画中的驴子代表了她人格中那些不希望发展，只想继续当一个无知小女孩的方面。由于她的发展停滞在动物阶段，所以她的整个人格遭受着痛苦。但是这种痛苦现在变成了令玛利亚进一步发展的推动力。

回到沙画中，我们可以看见一头驴子拉着一个雪橇，上面坐着一只小老鼠，正如我所指出的，这代表了玛利亚那婴儿般的心灵。[②] 驴子拉着小老鼠向远离中心的左方走，奔向无意识。在这幅沙画中，我们看见心理能量从中心退行到左边，但同时有一股可以看到的能量从左边向中心流动，这是构建了意识的能量。

玛利亚的第三幅沙画

又过了一周，玛利亚做了她的第三幅沙画。在沙画中最引人注目的是沙雕（sand formations）的高度和深度。这幅沙画给人一种连根拔起的感觉；它看起来很混乱，充满了各种情绪。人们会再次被这样一个事实所震撼，鱼和鳄鱼在水中游泳，而在水上又冒出了一座陡峭的高山。瓢虫栖息在山顶上，这是一个最不稳定的位置。它肯定是迷路了，找不到下山的路。有两座桥通向山脚，但是没有小路通向山顶。玛利亚小小的自我迷路了，好像被隔离了，并且处于苦难中。诺伊曼（Erich Neumann）的"苦难自我"（distress-ego）概念就很恰当地证实了这种状态。

---

① 关于"驴子"，见 Collodi, Carlo. *Pinocchios Abenteuer*. Köln：Röderberg，1983；and von Franz，M. L. *The Golden Ass*. Zurich-New York：Spring Publications，1990。

② 关于"老鼠"，见 *Handwörterbuch des deutschen Aberglaubens*. Berlin 1927-1942，vol. 6。

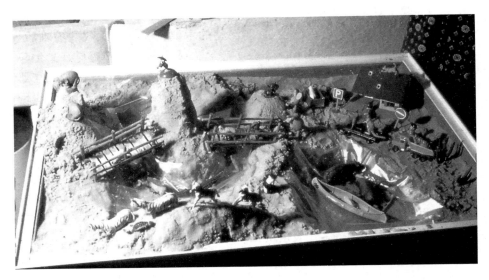

插图34　玛利亚：沙画3

儿童消极的苦难自我是从病态的角度被强化了的自我的表达，这种被病态地强化了的自我是被迫的，而且必须依靠它自己的资源而生活，尽管没有用天性和自己的发展阶段来装备自己。在这样的被迫和剧烈的自我肯定（self-assertion）的背后，往往都存在焦虑、被抛弃和信任的缺失；这种信任的缺失涵盖原生关系通常所包含的全部范畴，即儿童和他人、和世界、和他自己的无意识以及和自性的关系。[①]

玛利亚的自我发现自己处于苦难状态中，作为一种对抗这个苦难状态的反方向运动，沙画中有一条黄色的鱼在一艘蓝色的船上，在一个圆形池塘的底部。我们记得第一幅沙画中瓢虫是在绿色的船上，漂浮着回到了母性的池塘中，而我们在这里可以看到一种新的发展，这一发展很有可能是由治疗师对玛利亚的精神—母亲（spiritual-maternal）的爱和付出所促发的。小鱼看起来就像是玛利亚新的人格的预兆，现在它坐在一艘精神的小船上畅游（蓝色是天空和精神的颜色）。[②]

沙盘游戏中的治愈与转化：创造过程的呈现

---

①　参见 Neumann, Erich. *The Child*，特别见第三章，Op. cit. p. 81。

②　了解"颜色"，见 Itten, Johannes. *Kunst der Farbe*. Ravensburg：Ravensburger Buchverlag，1970；and Riedel, Ingrid. *Farben*. Stuttgart：Kreuz，1983。

玛利亚的第四幅沙画

在这幅沙画中，四座桥伸到了外面。它们架在沙盘的边上，伸向位于中心位置的山。它们代表着来自外部的能量流，例如，来自治疗师对接受分析者的反移情。如果治疗师给孩子带来积极的情感，同时期待孩子也用积极的事物作为回报，那么孩子的才华和人格就有可能成长、发展。这种相互作用就像一座桥，孩子可以跨越这座桥去寻找自己。玛利亚肯定也是属于这种情况。我十分喜欢玛利亚，她肯定也感觉得到，尽管她完全专注于沙盘游戏中，而没有把注意力集中在我身上。

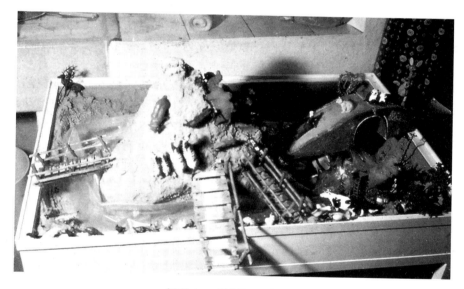

插图 35　玛利亚：沙画 4

各种各样的动物从右方走来。玛利亚把它们和温暖以及爱联系在一起；也就是说，它们代表着积极的能量。在山上，我们也可以发现上升的积极能量，它们是用斑马、骆驼和野生白山羊代表的。可是尽管这些有用的能量在流动，玛利亚依然承受着早期缺乏原生关系的痛苦。她的恐惧和焦虑继续把她准备破土而出的自我打回到无意识的状态中。

这样的过渡时期需要我们高度地关注。对于接受分析者来说，这是最艰难的时期，这时新的人格可以说还"处于胚胎"中，也就是说，它不足以强壮到可以进一步继续发展。荣格在《移情心理学》中，对这个分析中的关键阶段发表了评论，在此阶段，意识心理很容易随时被无意识淹没。在这样的迷失方向的状态中，极为珍贵的物质，即接受分析者的灵魂，处于逃离的危险中。"这一珍贵物质就是由火与水组成的自相矛盾的物质，也就是，水银（Mercurius）、奴仆（servus）或者逃亡的雄鹿（cervus fugitivus），它一直准备逃走——或者换种说法，就是拒绝（和意识）整合起来。"①

　　心灵中珍贵的物质就像一只逃亡的雄鹿，总是想方设法逃跑，也就是说，总是拒绝把自己整合进意识中。这一说法包含了一条很有用的线索，就是关于玛利亚的沙画中两只奇怪且不属于儿童的主题的雄鹿。一只雄鹿出现在右下方，另外一只出现在左上方。由于有一盏灯放在它们的旁边，于是它们都表现出光明沙具（light-figure）的特点。在左上方的那只雄鹿看起来很想离开沙画，于是我们可以把它称为"逃亡的雄鹿"。我们也可以从雄鹿在沙画中所站的位置和空间推断出，玛利亚心灵中有一种不对劲的运动，正朝着精神发展的方向进行着（参看第五章中，我对空间现象的象征意义的解释）。然而，必须注意一点，从右下方到左上方这样的运动是没有目标的，而且发生在沙盘外的空旷空间中。这存在着显而易见的危险，雄鹿象征着一个较高意识水平所带来的光明，但它却有可能再次离开玛利亚的世界。也就是说，存在着一种危险，就是玛利亚刚涌现的自我意识或许还不够强大，而那只"鳄鱼"还可能继续阻碍她的发展。

　　这幅沙画也清楚地表明反移情已经产生，引发了一股积极的能量。这些能量从我——玛利亚的治疗师身上，传递给了玛利亚。但它们很需要悉心栽培，目的是为了让它们维持下去，能够去保护和增强玛利亚那处于萌芽状态中的自我。

玛利亚的第五幅和第六幅沙画

　　玛利亚再次在相隔一周的时间内做了第五幅和第六幅沙画。这两幅沙画是彼此联系的，于是我希望把它们合在一起来解释。

　　在第五幅沙画里，从右边出发，到第六幅沙画的左边，有一种强烈的能量运动，它表达了新的原型主题。能量向外流出，而且朝着下一个主题

---

　　① See CW, vol. 16, pars. 477, 478.

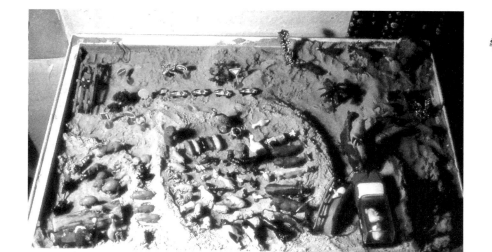

插图 36　玛利亚：沙画 5

的圆圈中流动，直到我们到达沙子中的一个轮子，这个陷在沙中的轮子代表着一种更深入和更无意识的水平。这个轮子不但是最靠近左方的物件，而且在两幅沙画中都是处在最深的位置。我们可以想象，能量并不是在表面均匀散布的。相反，这些能量就像一个几层的喷泉那样，从高处向各种处于低位的水池流动。每一个水池就像一个圆形的碗，或者像孩子的发展水平，在那里能量被聚集起来，直到这个碗被装满，接着溢出来流向下面的水池。因此，能量的流动贯穿了孩子的整个发展阶段，它朝着退行的方向流回到开始的地方。另一方面，如果我们从沙画的最底端出发，也就是在轮子那里出发，那么这种运动可以被描绘为一个阶段接着另一个阶段的上升的运动。这样的运动在很多创世的神话中发生，例如，在霍皮印第安人讲述的神话中，人类文明的发展被描述为一种在不同世界平面的上升运动。

在第五幅沙画里，中央的圆圈的形状就像一个扁平的坑，坑的边缘放满了家畜。所有的家畜都供给人们营养，带来温暖。沙画放射出一种令人满足的、充满养分的、温暖的和善良的母性。这是积极的母亲原型令人感觉充实的方面，瓢虫也包含在此。在圆圈的正中央，玛利亚放了一只抱着女儿的大猫头鹰，玛利亚暗示着我就是猫头鹰妈妈，而她是猫头鹰的宝

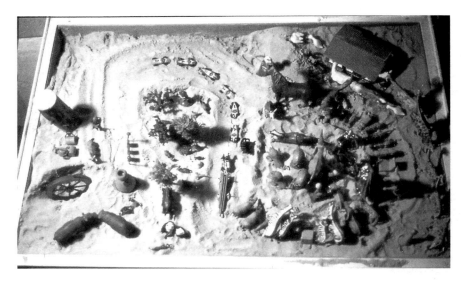

插图 37　玛利亚：沙画 6

宝——就是这个圆圈，表现出给予生命的原生关系和母——子统一体，这些对于玛利亚来说都相当重要。

　　能量从这个圆圈出发，流得更远，流到左方邻近的圆圈中。在这里，一个小人在驯服野生动物。在孩子身上，我们可以肯定一点，驯服野生的力量关系着孩子的抚养或者在最大的程度上说关系着孩子的教育。最有趣的是，玛利亚在"驯服了马戏团"后，在右下方挖了一条沟，这是沙画中最阴暗的角落。在水沟中，她放了一头野生的大母猪。玛利亚毫不犹豫地告诉我，她有时在家的行为就像一头野生大母猪（瑞士及德国的谚语"给野生的大母猪松绑"意思是一个人会变得暴怒或可能是毁灭性的。——译者注）。玛利亚说，在那些时候，她会发怒和大声叫喊，喜欢把一切都撕成碎片。

　　在这里，教育就好比驯服野生动物，同时可以在与野生大母猪的对比中看到。这相当清晰地表明，在孩子从一种自然的存在成长为一个调教好了的"文明的"社会成员的过程中，野生大母猪有可能会出现；也就是说，野蛮的具有破坏力的情绪会伴随着这一转折过程。想变得和蔼、有条理和举止优雅，想接受成人的生活节奏和生活方式，就需要压抑那些"坏的"性格特征。在玛利亚的个案中，它们就是野性的和未经驯服的情绪，这些情绪可能会突然袭来，继而破坏和扰乱家庭的宁静。

让我们把注意力集中在第六幅沙画中靠近右边的圆圈。已被驯服的动物和野生动物这两种对立物统合在一起了。在中间站着两尊圣母玛利亚像，一个是用银子做成的，另一个是用金子做的。这整个圆圈代表着"大母神"，她是动物的女主人，或者是动物生活的女主人[①]——能量向着一个新的圆圈流得更远。

在画中，树底下有很多小动物，如兔子和小鸡，它们都属于肥沃的大地。在这个植物的营生生命（vegetative life）圈子中[②]，站着一只瓢虫，它象征着玛利亚的女性自我，还有一个小小的男人，可能象征着玛利亚男性气质的一面。它们俩在一起，统合起来了。从这个植物的领土，能量向前流动，也就是说，两头驴子引领我们通向一个地方，在这个地方用一种抽象的形式来表现男性和女性的对立面。靠近左边，有一根直立的柱子，这是一个阳具的男性象征。在右边，我们发现了一个陶罐和一个水潭。由于陶罐具有子宫的形状，所以我们毫不费劲就可把它看成原始女性气质的象征。水潭是生命起源的基本条件。如果从人类就处于大地上的这个位置的角度来看，那么水潭就象征着人类自母亲的原初之水涌现，来到了大地；那是他的具体的、物质的存在所在之处。位于大地上的柱子象征着向上的、上升的攀爬，到达一个精神与上天的父权制世界。然而，它也象征着倒退的运动——下降。我们爬回到大地上是为了能重新浸润在水中。在那里，运动又一次开始了。因此，再次浸入水中不是死亡，而是一种重生。[③] 立在沙中的轮子象征着生命的潮涨潮落这一永恒的循环，它直达沙盘的底部，正如我之前说过的，沙盘的底部代表水。这个轮子很像用来抽水灌溉农田的水轮。我们可以把这幅沙画和人类心灵作对比，人类心灵不断地从无意识中提取新内容，并把它们带向光明。

但是为何一定是两头驴子带领我们到达车轮所在之处呢？如果我们记得我之前对驴子象征意义的评述，那么我们就必定可以明白，只要一个人还在承受他自己的无意识、无知和自己的愚钝，还在努力争取自我的实现，那么车轮还会转动，意识还会继续长大。这里的情境和第二幅沙画中

---

① 参见 Neumann, Erich. *The Child*，特别见第五章"儿童自我发展阶段"，Op. cit. p. 136。

② 同上书。

③ See Eliade, Mircca. *Rites and Symbols of Initiation*：*The Mysteries of Birth and Rebirth*. New York：Harper & Row, 1965.

的情境是一样的。这是一种由玛利亚自己的无意识引起的痛苦，这里用驴子来象征，它是玛利亚发展过程中的引导力量。

玛利亚没有觉察到这所有的联系，但是她已经到达了她的"原初之水"。她能够从开始向前迈进，同时从那里开始重建自己的人格。

玛利亚的第七幅沙画

我们可以看见牛群和马群排成一条令人印象深刻的曲线，用一种明显且颇具动力的运动方式从沙盘的右下方向左方摆动，然后又折回到沙盘的右上方。通过观察沙盘中的布局，我们把运动的流向看做从母性的世界（右下方）指向左方，也就是内在的世界。在那里，运动改变了方向，经过了瓢虫，再次流向右方，那是家庭的领域和更宽阔的环境的范围。因此能量在向后流动，却以一种前进着的巨大运动达到了顶峰。

牛象征着提供滋养和给予温暖的母性方面。在我看来，这些牛和第五幅沙画的"好母亲"圆圈之间似乎存在着一种关系。马表达出生命力和动力，可以与第六幅沙画中的"动物生命"圆圈联系起来。这些圆圈都充满了潜能。在这一刻，潜能变成了有方向的能量，使得伟大的、朝向前方的运动变成了可能。现在玛利亚可以进入她新的生活阶段了。

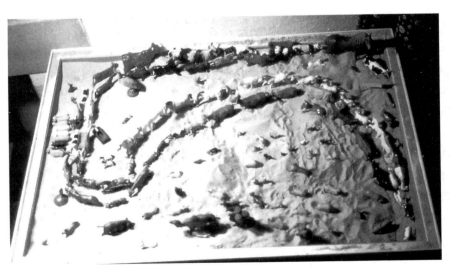

插图38　玛利亚：沙画7

如果在玛利亚做前七幅沙画的时候，我们审视玛利亚的成长，就可以明白，她是被一种内在的、指向目标的和带来秩序的知识所指引。通过内心的指引、治疗师的帮助，以及置身于治疗过程的"自由和受保护的空间"中，玛利亚以前被阻挡的能量得到了释放。在接下来的 33 个小时的治疗中，玛利亚能够发展一个健康的自我和一个更强大的人格。

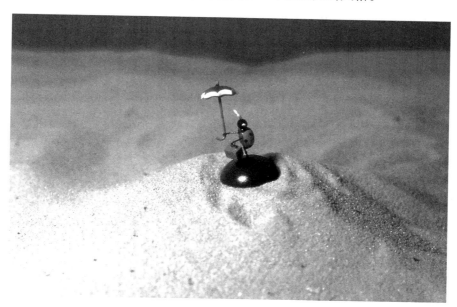

插图 39 玛利亚：瓢虫

为了在治疗室这一自由和受保护的空间中营造一种投入和信任的氛围，治疗师必须完全地向孩子开放自己，不要对治疗过程有任何的先入之见。治疗师也不能期望孩子会在一个特定的时间内就可以取得某种成绩。只有这样，孩子才能自如地开放自己的内心，才能发展必需的信任和信心。治疗师必须保护好治疗关系的封闭性，保护好移情与反移情两者的交织，这样移情和反移情就不会被带到治疗室之外。治疗师必须信任孩子心灵中自我治愈的倾向，但是也必须密切关注这个正在进行的过程，以便在有需要时加以干预。如果这些条件都具备了，那么治疗的空间和沙盘都变成了"密封的容器"，对前者而言是以隐喻的方式来表达，对后者而言则是以具体的方式来表达。它们都变成了更新的和重生的心理——精神容器。

在治疗的第二阶段，我们可以慢慢地揭开这个"密封容器"了。玛利亚和我彼此面对面地相处，这容许玛利亚一步一步地努力尝试和增强她那已经转化的人格。在玛利亚治疗的第三阶段，她对我、对精神母亲的强烈情感慢慢消解了。在治疗的最后时刻，她凭直觉就能找到通往花园和大自然的路了，而我指导她把对我的情感转向"大母神"（Greater Mother）。通过这种方法，装着我们共同的工作成果的容器完全打开，玛利亚和我终于互相道别了。

沙盘游戏中的治愈与转化：

创造过程的呈现

第八章　伊丽莎白：女性的转化过程

　　伊丽莎白前来找我做分析的时候是 40 岁。她的婚姻生活美满，是三个孩子的母亲，孩子们的年龄介于 10 岁到 16 岁之间。近来她为获得一个专业学位而重新投入到学习中，且正面临首轮考试。在这个生活的转折点，她的问题归结起来就是如下几点：她想完成一系列的课程来准备投入新的职业。她真心真意地觉得自己一定可以在学术培训方面获得成功并达到她的职业目标。同时她又害怕自己不能通过考试，害怕自己太笨了，不能应付学业。此外，她对丈夫和孩子们都感到很内疚，因为自己的学业不允许她再像以前那样胜任一个全职家庭主妇的角色。她所受的教育和她的独立使她的丈夫感到越来越没有安全感。丈夫一贯以来的那种"无所不知的男性"和一家之主的角色受到了挑战，继而这样的转变给丈夫带来了内心的困扰。她的两难处境和丈夫所面对的处境一样严峻。毕竟，她一方面受自身发展需要的冲动推动，另一方面，她又受制于自己的焦虑和愧疚。这使伊丽莎白感到无路可走，她想尝试通过沙盘游戏和分析来澄清这些自己正在面对的对立的内心力量。

　　在开始分析的时候，我不能很准确地判断伊丽莎白的聪明才智到底会把她带到多远的境地。但我很快就注意到，她很有理解力和辨析能力，发展出很好的直觉，对自己和环境有积极的情感。对于治疗来说，这个起点是一个吉兆，尽管这是非常罕见的。

　　伊丽莎白来自瑞士一个小镇上的艺术家家庭。她和母亲的关系相当和谐，充满爱意。这令她对生活和身为人母的角色有一种自然和健康的信任感。比起和母亲的关系，她与父亲的关系多少有点问题，因为父亲不支持她对于知识的兴趣，更不用说去鼓励她了。甚至在校期间，她的智力还受到错误的判断，于是她被要求马上参加一个补救性的计划。我不想详细说明其中的原因。这个评定在伊丽莎白看来，就像一个残忍的判决，尽管这个判断很快就被证明是错误的。她确确实实是一个聪明的女孩；不久后她就完成了教师的职业培训，并且在婚前和婚后当了若干年的老师。在她的小孩上学后，尤其是有小孩已经上高中了，她想接受一种新的职业培训。这会给她个人带来更大的机会去组织自己的时间和工作。

现今很多女性都会发现自己也处于类似的情境。现在这些女性都不再是聪明的"女学者"了，虽然人们以前曾经这样称呼她们。相反，这仅仅是因为她们受到的家庭的束缚越来越松了，而新的职业发展就成为可能。伊丽莎白是一个充满爱心、为人所称道的妻子和母亲。然而，她觉得去发展自己的聪明才智，接受更好的教育，跳出家庭的狭窄圈子，参与到更大的文化圈子中是很合理的要求。然而，既照顾好家庭，同时又追求自己的事业要负很重大的责任。不是每个人都可以请得起保姆或管家的。按照我的个人经验，尽管我们可能会贬低一个家庭主妇或者一个母亲的生活价值，但是与面对着世上所谓"成就"所带来的冲突和压力相比，或者与要圆满完成大学课程的要求相比，它已经是比较舒服和受保护的了。那么，为何那么多的女性还是想承担这双重的责任呢？我遇到的女性中，她们这样做一般不是出于纯粹的野心或因为觉得无聊。她们中的许多人仿佛是出于一种内心深处的需要。如果我们的身体被忽视，或者心灵不断萎缩，这是不好的；如果一个人不能积极地充实自己的头脑，同样也会具有破坏性的后果。如果一个女性不能保持积极的心态（毕竟这是人类的基本需要），而是压抑和忽略内心，那么她就会变得对自己不满意，可能会对目前的环境产生攻击情绪，甚至会变得抑郁。这存在着一个危险，就是她会轻视和贬低其他人在才智方面的成就，或者在另一方面，会把自己个人的需要无意识地转移到别人身上，例如，她会要求她的丈夫或者她的孩子们在那些恰恰是她曾经忽略的方面有出色的表现。在下面的沙画中，我们可以接触到这个复杂问题的若干方面。

伊丽莎白自己说，按照她的情况，她的发展过程就是寻找从一种女性原型到另一种女性原型的过渡。借助沙画的帮助和许多对她的生活方式的意识层面的反思，她希望找到新的和可被理解的女性指引来开展自己的生活。我们从言语上探讨了这些，因为伊丽莎白感觉到她需要去澄清她所用的特定的沙具所代表的意义，以及相互之间的关系。这不仅是一种智力练习，而且时刻与伊丽莎白的日常生活联系在一起。

伊丽莎白的分析过程持续了九个月。这期间她做了12幅沙画，这里没有把所有的沙画都呈现出来。在做心理干预期间，我们会讨论她的前一幅沙画、她目前的梦和她在整个过程中强烈的心理投入。最后，我们小心翼翼地回顾了所有的沙画，为的是能巩固她新获得的人格的转化。

沙盘游戏中的治愈与转化：创造过程的呈现

伊丽莎白的转化能够在比较短的时间内发生，是因为她能把个人的沙具接纳为她自己的一部分——而她起初选择沙具时，或多或少是无意识地来选择的。她不会试图通过把沙具投射到她目前的环境中来推卸对它们应负的责任。通过面对她个人的沙盘游戏的沙具并与它们进行密切的对话，伊丽莎白获得了对于其内心活跃的力量的意识层面的关注。因此，我们可以认为伊丽莎白的沙盘游戏过程很像积极想象的过程。而积极想象的方法常常为荣格心理学所推崇（可参看后面的术语表）。

在插图 40 中，我把伊丽莎白经常在沙盘游戏中使用的最重要的沙具放在一起了，目的是让读者可以看清每一个沙具的细节。

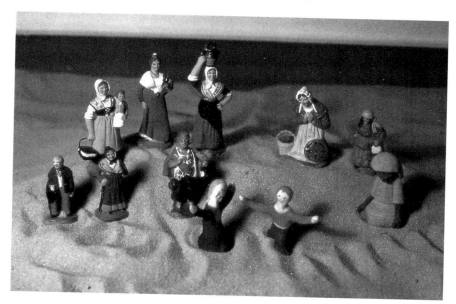

插图 40　伊丽莎白主要使用的沙具

伊丽莎白的第一幅沙画

这幅沙画给人的总体印象就是整齐和清晰。半湿的沙子构成了地基，但只有很小的一部分被动用，一条护城河把右上角与余下的部分隔开来，有一个圆圈包围着一只黑色的蜘蛛。主要的重点落在了沙具造型上。我们可以看见树木和房子，但是没有什么动物和普通人。各个分组代表着日常生活中那些能让人明白的场景。这就是我认为伊丽莎白的沙画和日常的意识密切相关的原因。两个引人注目的核心主题就是被圆圈包围着的黑蜘蛛以及一对准备过桥到另一个地方的母子。沙画中主要的运动从左下方开始，指向右上方，如果按照空间现象的解释图来看，这表明我们正在见证从自然的无意识状态到更为文明化的意识状态的发展。伊丽莎白把自己认同为这个母亲人物，并在这一次的治疗过程中表达了自己的情感，她说她内心的女性指导意象，正经历着一个变化的过程。她处在转折的关键点。

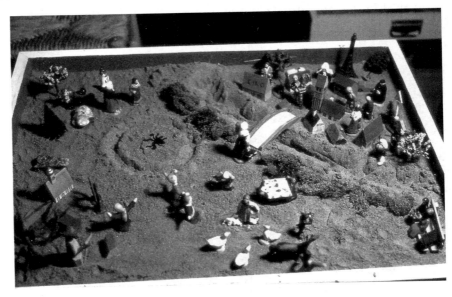

插图 41　伊丽莎白：沙画 1

　　让我们首先看看这个母亲人物出现的世界。在沙画的下半部分，在左方我们可以看见一个小村庄。在那里，一群快乐的妇女在跳舞，一个乡村姑娘在喂小鸡，一个男人和一个女人一起坐在餐桌旁。可以肯定的是，这部分画面表达了伊丽莎白对乡村环境中的家庭生活的满足。跳舞的妇女还有那个母亲都是朝桥的方向运动的。伊丽莎白的内心也被打动了，她渴望跨进另外一个世界。

　　在左上角，我们注意到一棵繁花盛开的树。在树的前面有一个自信的、昂首站立的女子，她提着水，身旁是一位老妇人。她们两个站在那儿，似乎期待着能有所行动，等待着做好准备投入到行动中去。繁花盛开的树告诉我们，站在树下的两个女人正在共同分享着春天般生机勃勃的希望。事实上，伊丽莎白做这幅沙画时正值春天，她确实希望她的生活能够变化，希望她自己能"繁华似锦"。然而，这所有的沙具意味着什么，她当时还是不太清楚的。伊丽莎白之所以选择提着水的女人是因为她昂首站立的姿势引起了她的兴趣，而且还因为，正如她所说的，这个女人拥有生命之水。后来伊丽莎白提到，这个沙具对于她来说代表的是独立、自信的女性的化身。在她身上，这方面从来没有得到发展。它也没有得到过机会来发展。再者，她自己常常把这方面往后推，因为她认为，一个自信的女人肯定会以自我为中心来使用精力，也就是说，只是为了她自己，而一个好的母亲应该调动所有可以利用的精力来为她的丈夫和孩子们服务。

有趣的是，正是那位老妇人引导着提水的女人步入伊丽莎白的"世界图画"的舞台。后来伊丽莎白注意到，这位老妇人代表了女性所拥有的古老的内在知识，它能带来发展和完整性。对于伊丽莎白来说，这个沙具象征着一种觉察，就是女人的生命不会因为要做一个好妻子和好母亲就耗尽了，而是可以扩展，以包含人格中的其他领域，例如，发展一种更为个性化的以及知性的观点。后来，伊丽莎白提到，智慧老妇人这个内在人物的出现正是时机，激发了她的自信，而这正是她成功通过考试所需要的。

让我们现在先把这两个沙具放一放，因为在这时，它们毕竟只是站在那里等待。目前我们仅仅知道，由于它们所处的位置是在左上角，所以它们在伊丽莎白的知性发展中将起一定的作用。

伊丽莎白说为了保护其他沙具，她把黑蜘蛛困在圆圈中隔离开来，因为它会毒害其他人。对她来说，黑蜘蛛象征着好母亲角色中的阴暗面，尤其是妨碍她的孩子进步和发展的消极一面。也许是由于自我中心或者无意识的作用，更为危险的是由于母亲那过于无微不至的关怀令孩子们感到窒息和受到束缚，所以好母亲的阴暗面阻碍孩子们成长的情况就会发生。伊丽莎白也把蜘蛛看成一个来自她的生活圈子并对其有相当影响的人，这个人表面上看是慈善心肠，但却总是暗讽伊丽莎白永远都不能通过考试或者不能完成她的学业。另一方面，伊丽莎白还用蜘蛛代表自己对学业的恐惧，代表那总是暗示着她不行的自卑情结："你为什么需要学习？你为什么需要一个新的职业？你不是拥有了一个关心你的丈夫吗（他还告诉你应当如何看待世界！）？你那些非常需要你照顾的孩子们怎么办呢？你还是满足于你现在所拥有的吧！"一旦自卑情结用这样的方式来说话，那么可能会十分危险，因为在这样的论断中往往有一些真实的成分。一般来说，这些建议都是邪恶的，因为真理被歪曲了，而用"好心好意"和"充满爱意的"论调来掩盖个人的恐惧和懒惰。

我们所有人都知道这带有建议味道的声音。它可能这样说："噢，伊丽莎白，不要再承受毕业论文带来的费时费力的压力了；你的丈夫和孩子们如果都可以依赖一个'得到很好的休息'的妻子和母亲，这不是更好吗?"这样的暗讽中的"邪恶"方面确实在撒谎，事实上，一个纯粹的家庭主妇和母亲根本不能休息好，因为她总需要用更多的关爱和更多的照料来证明自己作为一个"纯粹"的母亲和妻子是称职的。

不过，我们可以认为代表着"好"母亲身上的阴暗面的邪恶的蜘蛛，还包含了被束缚的女性的其他方面，而这些方面在稍后会变得非常有价值。但是在这幅沙画中，作为一种防范，蜘蛛必须用圆圈包围起来。然而，圆圈使蜘蛛很突出，使得存在于"好母亲"和蜘蛛之间的张力，换句话说，就是"好母亲"和她的阴暗面之间的张力，成为核心的问题。

让我们再来看看右上角。对于伊丽莎白来说，这些聚集在一起的人和房子代表着巴黎这个世界文化之城。我们需要注意的是，在其他的沙具中，我们看到了一个修女和一名牧师，他们是宗教生活的代表；还看到了一个吉卜赛女郎（戴着一条黄色的方巾），一个楚楚动人的女人（戴着一条白色的方巾）。这所有的沙具在后面的沙画中都会以相同或者别的方式再次出现。

巴黎的图景在这幅沙画中出现，是因为在真实生活中伊丽莎白正准备去那里旅行。她急切地期待这次旅行，因为这将是她第一次走出家庭的圈子，作为一个自由而独立的女性去旅游。她期待着这个城市的文化艺术宝藏能够大大地充实自己。

我们可以这样解释这幅沙画：伊丽莎白正处于过渡期的开始，也就是一次内在旅程的开端。她的自我依然非常认同好母亲的角色。只要伊丽莎白被母亲原型中这一积极方面所主导，她生活中的一切就是充满爱心、无微不至地照顾丈夫与孩子们。好母亲的阴暗面，也就是母亲原型中的消极方面，被有意识地分离开来，同时以黑蜘蛛的形式来加以强调。在接下来的沙画中，我们需要留心这个阴影所包含的特定方面。

提着水的女人这个沙具作为一个独立、自信的女性意象属于另外一个女性原型范畴。她站在左上角朝着沙画中央看，按照我的经验，一些重要的精神的冲动会在左上角出现。我们可以推测，这个提着水的女人在智慧老妇人的指引下，将会成为引导伊丽莎白的精神发展的核心意象。

沙盘游戏中的治愈与转化：创造过程的呈现

下一幅沙画（没有在这里呈现出来）是伊丽莎白从巴黎回来后做的。我准备描述沙画中的两个要素，它们对于理解后面的沙画相当重要。

提着水的女人有了一个伴，就是一个穿着浅蓝色裙子的漂亮女人。她拿着一束花，伊丽莎白还另外给了她一本书，作为知识的象征。伊丽莎白想用这个漂亮女人代表女性在传统婚姻中和为人之母时退化了的方面，也就是女性在爱欲和智力上活跃的一面。这个美丽高贵的女人还向我们显示，伊丽莎白没有把一个渴望爱欲的女人等同于一个"放纵"或者是挑逗性的女人。这不是她所关心的。相反，她用自己为实例展示出了一种根本的开放态度，即对于在通常束缚人的家庭圈子之外的人类与精神的相遇的开放态度。

很多女性都相信，对她们丈夫的忠诚包括分享丈夫的观点和观念。这样一种观念极大地限制了女性潜在的视野，这样一种根深蒂固的思想和生活习惯会阻碍夫妻关系的维系和不断更新。爱诺斯（eros，爱欲）确实意味着一些有着根本区别的事物。爱诺斯，作为爱神，通常都被描绘为带着一套弓箭。有传闻称，没有人能够逃脱他的箭。他希望用他的箭去震撼所有的人，去唤醒他们。他希望把人们联系起来，去创造相遇的机会和各种关系，去点燃爱火，以让人们关心对方，并希望通过相互交流和更新来达到欣欣向荣的景象。每一次真正的相遇，两个人之间或者一个人与另一个人的创造性工作之间的相遇，以及每一次与大自然的不期而遇，都表征着跨越了个人狭隘的局限性。拓展自身的视野，往往既是挑战，也是机会。与一些完全未知的事物，全然的"他者"（other）相遇，往往可以带来一种深切的精神体验。这样的相遇可能会导致神圣的体验，令一个人从头到脚焕然一新。这就是为什么这个"很漂亮、很性感的女人"的出现，对于伊丽莎白来说有重要意义的原因。通过体验自我的这一面，伊丽莎白开放了自己的内心，尝试着去把退缩和自卑的情感丢在身后。她准备好去迎接"他者"。知识很显然就是这一"他者"的一部分，因为那个女人拿着一本书。我们可以看见，女性的爱欲——精神的一面也属于这个新出现的原型所带有的情结。

沙画中的第二个小场景描写了一个天真可爱的乡村小姑娘，她被一群骑在马背上的男人袭击，其中一个男人是一个戴着面罩的武士。伊丽莎白被这个场景深深地吸引住了。她这样问自己：到底是哪些没有露面的、攻击性很强、仿佛战争般的方面，攻击了这个善良纯朴的小姑娘呢？我建议她尝试着去想象这个武士的样子，并且打开他的面罩，这样她就可以认出这张脸到底是谁的。伊丽莎白真的这样做了，并且在下一次来治疗的时候获得了这样的领悟：这张武士的脸就是自己生气时的脸。这是她针对自己的幼稚和小女孩般的态度而表达出的愤怒和攻击性，这种天真如小姑娘般的态度不去关心在好母亲的阴影背后到底隐藏着什么东西。这种愤怒掺杂了许多的挫败感。毕竟，伊丽莎白才刚刚开始了解，她到底在多长的时期内抑制了自己个人和精神方面的发展，而把大多数的精力投入到了家庭中，这确实令人深感挫败。她的家庭真的非得需要她如此多的关注才能变得幸福起来吗？她那过度的母爱和保护甚至有没有可能是一种伤害？

我指出，这种从内心中爆发出来的愤怒可以是相当健康的。马背上的男人和那个武士代表着一种动力的、打斗着的能量，一旦伊丽莎白学会不用这些能量来攻击自己，而是用一种坚定不移的方式，通过隐隐约约与蜘蛛的相遇来利用这些能量，那么它们就能对她产生积极的作用。

我想在这里提一点，更为明智的做法是，在与母亲原型的消极面相遇时，以共情的方式来运用爱诺斯——那位美丽的女子。力量能引发力量。如果我们采用的是共情，而不是力量，那么就不会唤起消极母亲身上那些对立的力量，这些对立力量通常是令人无法抵挡且具有破坏力的。

伊丽莎白的第二幅沙画

在这幅沙画中，主导的运动是从左方朝向右方的，也就是从位于左方边缘上的一个正在纺纱的女人流向右方边缘上的十字架。这个从左到右的运动一般预示着，我们正在见证意识的涌现以及一种朝向外部世界的积极发展。母亲和那个提着水的女人一起沿着这条路走。在路上，她们遇上了一个下跪的女人，伊丽莎白称她为"温顺的人"。就在这个卑微的女人下方，我们可以看见一个吉卜赛女人。在第一幅沙画中，她站在巴黎这个城市的中心。现在她拥有了象征着知识的书本。

让我们首先思考一下这个纺纱的女人：这个沙具经常出现在女性的沙盘游戏过程中，在她们变得意识化的决定性时刻出现。纺纱的女人是劳作的妇女的古老象征，或者更确切地说，象征着一个能够从用于纺织的天然作物中抽取出一根线的女人。一块布并不是一种天然作物，而是文化的产物。因此，纺纱的女人是女性工匠创造文化的原始形式。如果她在沙盘游

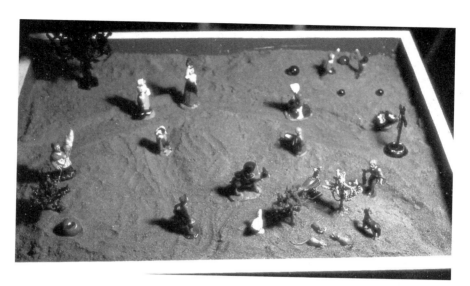

插图 42　伊丽莎白：沙画 2

戏中出现，这表明一个逐渐意识化的过程已经开始启动了。

我们经常说，纺纱的女人纺着我们的生命之线，编织着我们的命运。例如，北欧神话中提到了三个强大的女性形象，就是命运女神诺恩（Norns），她们纺织着命运的线：

> 在黄金时代的最早期，神祇们对命运女神诺恩还一无所知。他们生活在得到祝福的纯真中，不去思考万物的更替和命运的力量。但当他们用罪恶玷污了自己时，具有威力的三姐妹就从巨人的土地上诞生了。她们的名字分别是：厄尔德（Urd），掌管着已经逝去的一切；瓦兰达（Werdandi），她知道现在和即将出现的东西；斯库尔德（Skuld），她能够预知未来。因此，天真无知的年代结束了。从巨人那里，这三个女人获知了神祇们和人类的命运。①

随着掌管命运的纺纱女神的出现，无知与得到祝福的纯真时代结束了。关于过去、现在和未来的知识，随着时间的流逝，人类终将死亡等认识都进入到了意识中。我们从伊丽莎白前一幅沙画中得知，她那天真无邪

---

① See Peterich, Eckart. *Götter und Helden der Germanen*. Olten/Freiburg i. Br.：Walter, 1937, p. 23; and *Die Edda*. Düsseldorf：Diederichs, 1933, p. 44ff.

的少女时代已经结束。一个已婚的女人和母亲完全有可能仍然用一种天真和无意识的态度来生活，我们无须对此感到惊讶。不过对于伊丽莎白来说，直面关于生活意义问题的时刻到来了。对于她来说，这个问题和她的上帝意象的问题密切相关。这就是为什么在她的沙盘中，那些正在行动中的沙具平铺在提水女人和钉在十字架上的基督之间的原因。

基督徒关于基督——钉在十字架上的上帝之子的意象，是一幅基督受难图。在沙盘游戏中，孩子们很少用钉在十字架上的基督来代表他们的上帝意象。他们更有可能用一个佛的意象，婴儿时的耶稣，或者是一个天使来表示。他们避免使用受难的或者是死亡的神。但是对于伊丽莎白来说，恰好是钉在十字架上的基督所表现出来的受难一面具有极为重要的意义。她认为钉在十字架上的这个谦卑的人和那个吉卜赛女人都与那只黑蜘蛛联系在一起。那么我们如何去理解它们之间的关系呢？

伊丽莎白隐藏在那个武士的面罩背后的表情，使巨大的能量以愤怒和挫败感的形式释放出来。这种能量能辅助伊丽莎白去面对蜘蛛所代表的问题。一半是有意识的，一半是无意识的，伊丽莎白思考着这整个情结，直到她最终意识到，在蜘蛛的背后显示出来的是她的上帝意象，也就是她所受的宗教教养，这是她以前从来没有质疑过的。

伊丽莎白作了如下的解释：基本上，她是在基督教的宗教传统中长大的，这种教养把女性降格为一种主要充当服务者、协助者的卑微角色。女性可以从事的职业是护士、秘书和幼儿园老师。这些职业对女性来说是十分"适合的"，而女性所能从事的最高级的职业就是小学老师了。作为妻子和母亲，她需要伺候、帮助家人，保持和善以及随时能供差遣。如果她一时违背了这些角色要求，那么她的行为就有可能被指责为罪恶的、自私的和不符合女性标准的。为了符合这个女性的集体意象，她采取了一种"温顺"的态度。

如果细细观察伊丽莎白在沙盘游戏中所使用的那个下跪着的沙具，会对我们很有帮助。她以一种最卑微的态度屈膝跪在地板上，双手交叠在一起，似乎在祈祷或者乞求着什么。她的头发，她个人的尊严和作为女性的骄傲都藏在了无边的女式礼帽中了，她的头和双眼都是朝下的。她有可能看到的一切就是她膝盖前面的一小块土地而已！多少个世纪以来，飘逸的、迎风飞扬的长发曾是自由的未婚少女的标志。无边的女式礼帽则变成了已婚妇女的标志，同时，也是婚姻关系中依赖和被奴役的象征。① 在她的身旁是一条面包和装满了水果的篮子。

对于伊丽莎白来说，在"温顺的人"身旁有一块面包和一篮水果，它们代表着妻子的职责就是每时每刻都在付出，都在帮助和照顾她的家人。她也提到，教会和许多男人（以及女人！）都极力让女性承担这样的角色。对于他们来说，有一个无所不在的、富于同情心的母亲随时可供差遣确实是相当吸引人和令人高兴的。与此同时，我们毫不费劲就能发现一个女人那样谦卑地低垂着双眼，阻碍了她们去看更多她们所渴望的世界。

很多读者现在可能会反对并且声称，这种对女性角色的错误理解的观点早就过时了。情况本应该如此，因为关于这个话题，写的和说的已经相当多了。但是在每天的现实中，情况却不是这样的。相当一部分女人和男人都会马上支持这样的看法，可能不是出于理性思考，而是出于内心的直觉，即一个真正的女人，尤其是一个好母亲，必须总是可以供家人差遣，作出牺牲和充满爱心。很明显，这样的期望是不人道的，虽然如此，它们却往往是生活的规则。

在今天，谴责一个人以自我为中心已经不会像以前那样是非常严厉的谴责了。然而，去指责一位女性不像一个女人，或更糟糕的是，谴责她是邪恶的却是非常严厉的谴责。而在现实里，这个女人只是尝试把她的头抬高，并承认除了作为一名母亲外，她还有其他的需要；这种谴责深深地伤害了绝大多数女性。伊丽莎白就曾被深深伤害过，尽管在她的情形中，她的自我谴责比那些来自外界的谴责对她更有破坏力。

去直面来自自己内心的消极力量是一场最艰难的挑战，它需要足够充分的诚实、勇气和分辨能力。这不是一个把它们从手中清除出去的简单问题。早已形成的行为模式不可能因为一时的关注就能轻易改变。首要之务，就是识别这样的模式，并意识到它们在日常生活中是如何表现出来的。然后，通过仔细的自我观察，避免重新陷入到旧习惯中。在获得对自己的本性的领悟之后，接下来的就是针对自己做一些日常的、艰巨的工作，以一种新的、意识化的方式来过好自己的生活。我不相信有奇迹发生，可以顷刻之间改变一个人的心灵结构。

例如，现在伊丽莎白本来可以放弃她作为家庭主妇和母亲的角色，同时放弃她从小到大所受的教育中对女性所持有的态度，这种态度植根于对

---

① 了解"帽子"，见 *Handwörterbuch d. deutschen Aberglaubens*. Op. cit。

谦卑的错误理解。她不想这样做，因为她和丈夫以及孩子们之间的充满爱意的关系已经满足了她的实际需要。正因为如此，那个提着水的女人的沙具对伊丽莎白来说有重大的意义，并且增强了她从积极的方面体验到的母性。毕竟，一个女人可以是一个妻子和一位母亲，也可以把头骄傲地抬起来走路，同时清楚自己的自我价值。如果她个人的工作和兴趣受到了来自内心和外部世界的认可，并使她能够保持平衡，就更是如此了。

在一段时期内，伊丽莎白从另外一个沙具，就是那个吉卜赛女人身上获得了力量。在这幅沙画中，是那个吉卜赛女人拥有了知识。现代女性喜欢把许多女性特质投射到吉卜赛女人身上（吉卜赛女人常常在沙盘游戏治疗中出现），这些女性特质很久以前由于对虚假的女性的谦卑的偏好而被压抑在无意识中许多年了。在那里，在阴影中，她们萎缩地生存着。这也能在这些沙画中清楚地看见。蜘蛛把永远的好母亲的阴影拟人化了，只有在伊丽莎白表现出她的决心之后，蜘蛛才释放出阴影的内容。同时显露出来的还有那个消极的、"温顺的人"，还有那个有知识的、积极的吉卜赛女人。

吉卜赛女人的特质和女巫的本质有着紧密的联系。今天，在无数的书本中，女巫再度大肆流行起来。吉卜赛女人和女巫，即使在一个理性思维的人眼中，都是黑暗的、离奇的，然而又是令人着魔的。吉卜赛女人或女巫所掌握的知识包括治愈的知识和自然中有毒的力量，以及围绕生与死的秘密或者是人类那些看不见的伟大力量的秘密，这些都是现代的大多数女人失去了的知识。然而这远古而伟大的知识依然存在于无意识中，并且吸引了所有的男人和女人。众所周知，曾经存在着白女巫和黑女巫，也有白魔法和黑魔法，这些力量可能分别用于善意或恶意。由于这一原因，很重要的一点是，不要把这些力量投射到女巫和吉卜赛女人身上。相反，这些力量应该被我们认识，并且被我们的内心意识到，以便我们学会以负责任的态度来运用这些力量。正如我在导引中已经提及的，为了善用这些力量，最重要的一点是，我们要完善我们的感觉和直觉，学会去分辨并有意识地关注本能的世界和身体的意识，还有留意想象世界的产物，并通过仔细观察内在的本性和外在的自然来获得知识。

尽管这许多的技能已被伊丽莎白所拥有，但它们需要从她内心的阴影似的存在中被救赎出来，在伊丽莎白的生活中拥有恰当的位置。一旦伊丽莎白整合了这些由吉卜赛女人释放出来的能量，她就能体验到她的人格得到了更进一步的增强。

沙盘游戏中的治愈与转化：创造过程的呈现

在我们继续探讨下一幅沙画之前，我们可以关注一下位于左下角的那只红苹果。我们常常发现要么在左下角，要么在右下角，会有单个的象征物，它们预示着一种即将来临的发展。它们是丛集在无意识中的主题结构的前兆，只有随着时间的流逝，它们才会以一种更精致的形式出现在沙中。

伊丽莎白的第三幅沙画

这幅沙画异常美丽，而且放射出伟大的力量。四个角落分别用茂盛的树木来强调。在中心位置，圆形的洼地上放着五个闪闪发亮的红苹果。围着这些苹果的是我们目前知道的所有女性的沙具。也有一些男性的沙具在里面。所有的沙具看起来都是联系在一起的、团结的，而且它们都把注意力集中在中心位置的红苹果之上。

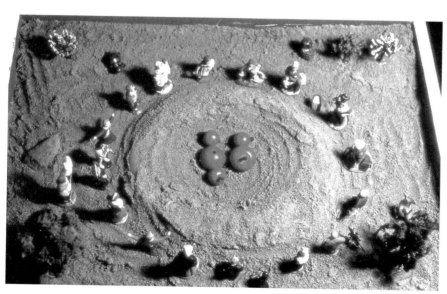

插图 43 伊丽莎白：沙画 3

圆圈的左边站着纺纱的女人。我们可以这样问，是不是她成就了这所有的力量的联合？

如果我们看一看那些男性的沙具，就会发现有一个拿着灯的男人、一个吹长笛的人、一个牧羊人和一个正在跳舞的年轻男子。在整个圆圈中，没有统治他人的沙具或者是武士。从分析心理学的视角来看，并运用分析心理学的语言，我们可以说这些男性化的沙具代表了伊丽莎白男性气质的一面，也就是她的阿尼姆斯（animus）。在这里，阿尼姆斯用一种十分积极的姿态来展示自己，象征着启蒙、运动和热情。事实上，所有的沙具都散发出宁静、愉悦、力量与生命。而在中间的五个苹果同样散发出健康和生机。红色或者金色的苹果往往是肥沃和爱情的象征。如果我们给别人一个闪闪发亮的红苹果，总会有一种志趣相投之感，或者是一种与爱恋有关的情感，让人联想起说"我喜欢你"的示爱行动。我的经验所得是，主要是那些感到幸福和充实的女性在使用红苹果。她们通过与他人的爱恋关系和爱的能力而容光焕发，如花朵般绚烂绽放。存在五个苹果这一事实也是有意义的。数字 5 和五角星——五个顶点的星形的图案——是伟大爱神的古老象征：伊希斯（Isis，古代埃及司生育和繁殖的女神）、伊师塔（Ishtar，巴比伦和亚述神话中司爱情、生育及战争的女神）、阿芙罗狄蒂（Aphrodite，爱与美的女神）和维纳斯（Venus，五角星也和金星的轨道有关）。① 因此，数字 5 加强了苹果那爱欲的象征。但是尽管我们对这些象征意义一无所知，苹果仍以它的红颜色和形状来吸引我们。它们代表着生命力、爱、性欲、动力、感觉能力以及欢乐。伊丽莎白并不大清楚她个人的沙具所表征的象征意义。对于她来说，这幅沙画象征着这样的时刻：她所有的能量都开始为爱诺斯服务，并且能够用于爱和忠诚的关系中。

伊丽莎白的第四幅沙画

这里我们再次发现了苹果的主题，苹果被四个人围着。这幅沙画看起来很像是之前的沙画中出现过的伟大原型主题的一个缩影。如果我们看看在沙子表面上形成的细线，可以认出这是一个人把四肢伸展开这样一个大概的轮廓。在上半部分的中央我们可以看见一座小山丘，这可以看成人的头部。如果用这样的方法看，那么围着苹果的四个人就是放在心脏的位置了，而所有其他沙具都是面朝着他们的方向的。

伊丽莎白是在无意识的情形下做这幅沙画的。当治疗的一小时快结束时，我向她指出沙子中的人体，并且说所有的能量好像都指向心脏所在的地方。她回答道："确实是呢，我确实感觉到内心有一股新的力量和

① 了解数字"5"，见 Endres，F. C. *Mystik und Magie der Zahlen*. Zurich/ Stuttgart：Rascher，1951。

信心。"

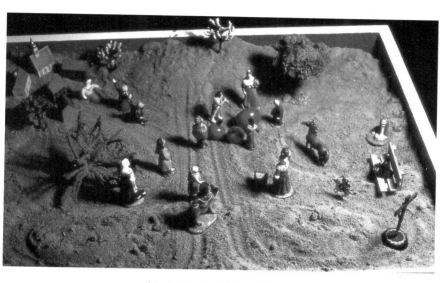

插图 44　伊丽莎白：沙画 4

　　以下是我对这幅沙画的解释：之前的沙画表明，在伊丽莎白的内心中，联结爱诺斯的伟大原型的能量已经丛集起来了。圆圈朝向一个核心的焦点，显示出自性带来秩序和确定中心的能量，这往往是一种令人感动的、精神上的体验。这种类型的沙画能够给做沙画的人留下长时间的影响。它变成了安宁和力量的内在源泉。这幅沙画抓住了伊丽莎白的心。它给了她一种圆满和力量的感觉。这使她能够克服她早期的内心不和谐，并使她充满信心地期待考试的到来。

　　围着苹果的四个人也是相当有意义的。我们看见了那个漂亮的女人、吹长笛的人、智慧老妇人和智慧老人。这个四人组合把男人与女人以及年轻人与老人的对立统合在一起了。它是完整性的象征。吹长笛的人利用他的音乐给这个场景增添了一种活跃和生机勃勃的特别氛围；因为声音和音乐在天与地之间、神与人之间建立了一种联结。① 这种神与人之间的关系是通过心的震动，也就是情感所引发的。在这里，这种主观的情感是为自

---

　　① See Ammann, Peter. *Musik und Seele*. Diplomate Thesis, C. G. Jung Institute, Zurich, 1965.

我服务的，并且形成了与自性的联结。它的作用就像一根魔棒，使我们安稳下来，并且为我们指明通向内心完整性的旅程的方向。

伊丽莎白的第五幅沙画

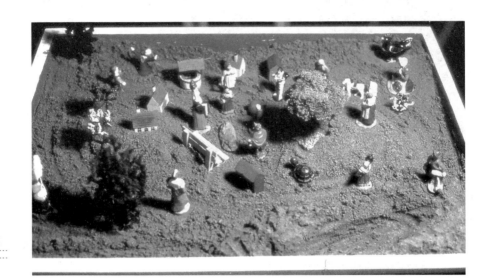

插图45　伊丽莎白：沙画5

　　首先，我们要注意一下这里加入了水这一新的元素。一条小支流从沙盘的下端边缘进入沙画中。沙具围绕着两个中心形成了一个很大的椭圆形。靠右边的中心有一棵美丽高大的树，伊丽莎白称它为生命之树；在靠近左边的中心位置，伊丽莎白放上了一块细长的石头，作为她人格的展现或肯定。围着这块石头的沙具有：提着水和拿着书的女人、充满智慧的老妇人、一个红苹果、老人、提着灯笼的人和一条空的长板凳。我们可能会很纳闷，为什么这条长板凳会在这里？它是不是为了那个漂亮的女人或者是一个"未知"的沙具而设的呢？那么这个未知的沙具是男的还是女的呢？在树的旁边我们看见了那个吹长笛的人、吉卜赛女人、一匹小白马和一位母亲，就在通往右方的路上，再次出现了"温顺的人"。这一次她由一个有趣的沙具陪伴着——一只公鸡。公鸡通常有一种十分特殊的含义：它会在破晓之际报晓。它欢迎日光的重新归来，而光明令所有东西都可以被人看见和被辨别出来。它或许象征着这样一个事实，依然需要更进一步地照亮这个"温顺的人"的本性。

在我看来，在这幅沙画中，小河以及站在水上的、穿着红裙子的女人相当重要。在这里我们看见了第二个相似的沙具，一个也是提着水的女人，只是与以前那个相比小得多。她提着水从支流那里走向其他人。

让我们回顾一下，对于伊丽莎白来说，第一个提着水的女人代表的是自信女性的典范，而她同时拥有生命之水。这个伟大的提水女人是一个原型人物，是伊丽莎白心灵中的一个非个人化的指导性意象。然而，这个小妇人，正如伊丽莎白自己所说的，就是代表了她本人。现在她也拥有了生命之水。这是充满生命力的水。流动的水是生命能量的象征，这种能量被我们推动也推动我们前进。小支流就是无意识，我们可以从无意识中永恒地抽取新的生命能量。伊丽莎白已经找到了自己内在的生命能量之源。现在我们可以明白，为什么这个提着水的女人如此自信了。因为她拥有了充满生命力的水，所以她可以这么自信。她已经意识到了自性的力量，并且从中抽取她自己的生命能量。

伊丽莎白的第六幅沙画

现在我们觉察到，伊丽莎白甚至可以唤起属于她自己的两个能量源泉。一条小河来自下面，也就是来自大地或者身体所属的物质世界；另一个源自上半部分，也就是来自天空，来自优势的或者是原型力量的领域。我们也可以说，一个能量之源来自大地——物质的世界；而另一个能量之源来自天空——精神的世界。但是我们必须避免陷入到常见的二元对立中，即物质和精神的割裂。因此，我更喜欢说大地的精神和天空的精神两者是彼此靠近的，在找寻联结。

在这个有可能会发生统合的地方，提着水的女人和那个"温顺的人"彼此相对。她们再次找寻相遇的机会。其他的沙具被小心翼翼地放在周围充当背景，但却都全神贯注地注视着相遇的两个人。我们注意到，在"温顺的人"旁边是一头驴子。在此之前我们已经详细讨论过驴子的象征意义了。在这幅沙画中，驴子与伊丽莎白性格中的"温顺"相关，即她长期的痛苦和她对自己阴暗面的忍受。驴子也代表一个人在物质的本性和身体上所受的苦难，因为在伊丽莎白对这个问题做了许多的思索和体验后，她得出了结论，这个下跪的女人不仅仅代表着虚假的谦卑，更代表着真正的苦

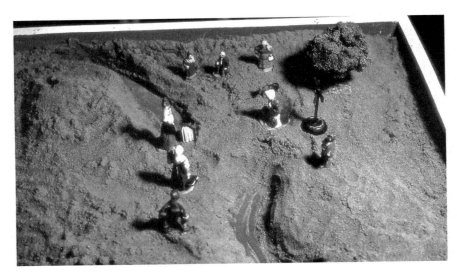

插图46　伊丽莎白：沙画6

难，她承受着自己的无知和无意识所带来的苦难。这里面所表达的意思有点像玛利亚所领悟到的，一个人的无意识可以转化为痛苦，并且变成极大苦难的来源，但这种痛苦也可再次推动一个导致意识化的发展过程。在这幅沙画中，就好像伊丽莎白人格中的痛苦一面，悲痛地跪在地上去恳求伊丽莎白另外一面的帮助，这另外一面是用提着水的女人来象征的。毕竟，提着水的女人知道知识的源泉，并且能把无意识的东西变成意识。现在我们要看一看如何把个性化的沙具之间的相互作用与伊丽莎白的实际生活联系起来。

　　首先，伊丽莎白必须认识到并认真地对待她那自卑情结和过于狭窄的意识所带来的痛苦。然后，她必须意识到，她的自卑感并不是不可避免的，不管是因为宗教原因还是社会原因，还是因为她是一个女人。从这个角度来看，那个提着水的女人、漂亮的女人和吉卜赛女人共有的自信态度都是十分有用的。当然，毫无疑问，我支持这些沙具，无论它们何时出现在沙中，因为它们都代表着伊丽莎白的内心态度。

　　完全有理由去想象伊丽莎白不断增强的自信，可能会导致她发展出一些自认为伟大的错觉。但是这永远都不会有危险！一般来说，根本没有时间让这样的事情发生！换另一种说法就是，她在进修的学业课程，加上她需要准备参加考试，同时仍在照顾家庭，这些都会阻止她出现这类幻想。

对于伊丽莎白来说，要成功完成所有的任务，需要坚韧不拔的意志力，尤其还需要个人的能力。我之前提到过，一棵向日葵是永远不会长成一株玫瑰的，一朵小百合花也不会长成一棵高大的橡树。伊丽莎白对自己的力量以及局限的领悟在下一幅沙画中表达出来了，而且我们在下一幅沙画中会遇到一个新的沙具。

伊丽莎白的第七幅沙画

两条小河汇聚成了一条，并且形成了一个单独的圆形湖泊，湖面开阔，似乎它是通往另一种真实性的开口，即心灵的真实性。我们可以回想起水世界象征的是流动并运动着的心理能量世界，它联结着绝对的世界、原型的世界和物质的世界。在精神与物质之间的这一领域存在着想象的心灵世界，或者用分析心理学的术语来说，是原型意象的领域。这些内在的意象借助心理能量而变得丰富起来，并且对于个人来说，可以成为其力量的源泉。

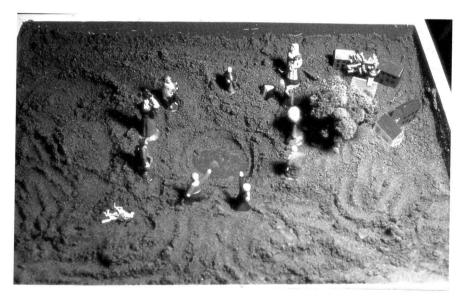

插图 47　伊丽莎白：沙画 7

在这幅沙画中，九个沙具站在水的周围，形成了一个圆圈。这比第三幅沙画所用的沙具少了很多（插图43）。然而，对于伊丽莎白来说，每个沙具都具有特殊的意义。第三幅沙画中有许多沙具，象征着数量巨大的能量，而在这里，较少的沙具代表的是一种更具分辨力和更有意义的能量。

这对充满智慧的老年夫妇是古老智慧的体现，他们会在十分特殊和重要的时刻，从无意识中和我们说话；提着水的女人和两个拿着灯的人代表伊丽莎白光明、清澈和自信的一面。那对正在跳舞的夫妇代表的，正如伊丽莎白所说的，是她男性一面和女性一面的结合——通过情感而得以结合。吉卜赛女人体现了伊丽莎白内心中那些更接近本性的力量，也象征着来自无意识的更加黑暗的力量。最后，在右边被圆圈围住的地方，我们可以看到一个朴实的下跪的非洲人沙具，它是由木头制成的。在花了一段时间来考虑这个沙具的意义后，伊丽莎白认为它既代表了对于存在的真诚的谦卑，也代表着女性对生活的真正奉献。对伊丽莎白来说，这意味着对她自己命运的接受，但是这种接纳的态度并不是通过她养成的自卑情结而产生的，而是通过客观地评价自己的能力之后产生的。她还把这个沙具与自己通过个人经验而获得的领悟联系起来，她认为，无意识心灵知道的东西比意识心智知道的要多得多，而且以一种不可预知的、不能被轻易理解的方式去发展变化。在我看来，一条看不见的线把这个内在的下跪的沙具与那个纺纱的女人联系在一起了。

围着圆形湖泊而站的沙具组成了一个封闭的圆圈，象征着伊丽莎白此时正存在的心灵的完整性。这完整性似乎是从站在圆圈旁边的那个母亲沙具的身上涌现出来的。我们可以看到，伊丽莎白的慈母心既没有丢失，也没有被压抑，而是换成了一种更加容易理解的和更加有辨别力的女性气质。我还没能找到一个现成的神话意象，可以包含母性、爱诺斯和灵性，这种意象可以作为一种综合的、女性的指导性意象，还能够把一种专业的职业包括在内。在我看来，在本世纪中，我们面对的是新近形成的现代女性的原型。

伊丽莎白对自己作为一个女人的理解，从早先的形式转变为另一种新的形式。如果与一个治愈过程来做比较，我更喜欢称它为一个转化的过程。

我们需要去对站在圆圈外的母亲沙具做更深入的反思。在我看来，这个沙具并不仅仅代表着伊丽莎白的母性。母亲沙具站在一棵茂盛的生命之树和一个繁荣的小村庄旁边，因此我认为，我们可以把这整个组合看成包含着一种意义。它们结合在一起可能象征着伊丽莎白生活中健康和繁荣的开端，象征着她在母亲—孩子关系中的愉快体验。在她和母亲的原生关系中她已经能够形成一种安全的依恋。这就是为什么母亲沙具象征着力量的源泉，并且在整个转化的过程中陪伴着伊丽莎白的原因。

如果我们回想起伊娃的情形，她在能够接纳她的生活之前必须面对痛苦和艰难，她必须先学会如何去生活，那么我们就可以稍稍理解，伊丽莎白从一开始就把多少有价值的潜能带进了治疗情境中。因为有这样的良好开端作基础，还因为她为了完成自己的学业和参加分析治疗的"工作"而付出了巨大的努力，因此伊丽莎白可以克服早期对她自信心的伤害，她饱受缺乏自信心的痛苦，因为她在上学后被断定是一个发展迟滞的孩子。通过自己内在和外在的工作，我们都可以变得有教养，并获得自我觉察。正如纺线的女人所做的，任何人都能够积极参与到纺线中，纺织自己心理发展和人格化的线。

对于我来说，很重要的一点是，一种强烈的内在和外在的努力不但可以克服在精神领域上和知识领域上的自卑感，而且还可以弥补一个父亲本应该却没有在这些领域所提供的支持。父亲的任务就是去强化和指导孩子去面对那些主宰着工作和学术世界的男性价值观。如果父亲缺席或者忽略了这个任务，那么分析师可以暂时充当这个角色和功能。

去面对和整合这些男性价值观，并不一定暗示着女性必须变得男性化或者是变成一个所谓的女学者。在伊丽莎白的沙画中，我们不断地遇到正在跳舞的夫妇，他们象征着男性方面与女性方面的结合所带来的愉悦感觉。当伊丽莎白自己的女性自信感和自我肯定感开始苗壮成长时，她就可以采取这样一种充满生机的和了解自己的爱欲的态度，去对待自己的男性气质。我们假定第二幅沙画（插图42）中的漂亮红苹果开启了跳舞的夫妇之间结合的充满生机的感受，难道这假设是错误的吗？

最后，我想请大家关注一下骑在白马上的小骑手，他从左下角处进入到了最后一幅沙画中。他倒下了——因为犯了错；本来他是打算朝着中心的方向前进的。假设这个在马背上的小人儿代表了伊丽莎白自己，是可以的。同样正确的假设是，正是因为这幅沙画，伊丽莎白的自我实现的过程还没有结束。白马是一种光明、精神和宗教力量的象征[①]，它可以在伊丽莎白自我实现的路途上把她驮得更远。

我在这里所展示的沙盘游戏过程在九个月的时间内结束了。伊丽莎白

---

① 了解"马"，见 *Handwiörterbuch d. deutschen Aberglaubens*. Op. cit。

通过言语分析的方式继续做心理分析工作。她通过了考试，完成了她的学业过程。

我想再次强调，伊丽莎白在这九个月的时间内，集中面对了她自己和作为分析师的我。在这里我几乎没有把这后面的过程跟读者一起分享。但是伊丽莎白面对无意识的最重要阶段都通过我所展示和讨论的七幅沙画真实地捕捉到了。

结　论

　　前面的沙画系列让我们对变化万千的心灵世界稍稍有所了解。当然，我们从未能从整体上去了解这个处于中间的领域，然而，就是在这个领域，精神和肉体、内在和外在、意识和无意识交织在一起。每一个做沙画的人都是用最个性化的方式来表达他的世界的。我确实没有看到过两幅相同的沙画，沙画其实是把共同的和分享的原型模式和个人发展糅合在一起了。

　　沙盘游戏这一心理治疗方法必须具备下面的前提条件，顺便提一下，言语分析也是一样的，这个前提就是：关于个体和集体心灵、心灵的结构和困扰、心灵的治愈和转化的潜力的知识。两种方法都植根于相同的深度心理学的训练。不过，沙盘游戏治疗师需要额外的特殊体验和沙盘游戏方法的培训。

　　在言语分析中，分析师和接受分析者相对而坐。在经典的弗洛伊德精神分析设置中，接受分析者躺在沙发上，分析师坐在他的后面。与这些方法不同的是，在沙盘游戏中，接受分析者很明显是处于行动的核心地位。行动的焦点显然是接受分析者的整体活动。接受分析者完全投入到沙盘游戏中去了，包括他的身体、心理和精神。

　　沙盘游戏的治愈是靠接受分析者自己，而不是靠别人。通过接受分析者的创造和他的态度，他内在正发挥作用的能量能够在外界显示出来，被人看到。我们把每一幅沙画都当做一次诞生。这是因为接受分析者确实把他的内在世界最深远的地方都在外部世界表现出来了。他不能够隐瞒，他必须对他所表达出来的一切负责。显然，这促进了接受分析者和分析师之间亲密关系的建立，这种关系需要最大的信任和尊重。在一次诞生后，如一个创造性的活动，大声喧哗通常是不恰当的，这时的人是非常脆弱的。所以，分析师必须具备克制力和敏感性。

　　但是这种创造性的表达并不单纯与脆弱联系在一起，它也会带来极大的快乐。在每一次的沙盘游戏治疗过程中，当接受分析者骄傲而喜悦地看着他的"创作"时，他都会惊讶于他新创造的沙画是如此的不同，不同于他以前知道的世界的事物。面对自己的创造力时的快乐，似乎是一种在治愈过程的开始时期会重复出现的态度。我相信，对自己作品的这种欢快的接受也标志着对他自己创造潜力的接受，更重要的是，对他自身的接受。

　　沙盘游戏激活了无意识的最深层，正如我们在伊娃的个案中看到的，沙画里面预示的发展，可能要经过几个月或者几年的时间，才能在意识生活中得以实现。这种内在的诊断潜力对于分析师来说具有非同寻常的价值。它有助于分析师有耐心和信心来引导接受分析者内在过程的方向和目标，甚至在接受分析者变得不耐烦，并要求在生活中有即刻、可见的改变时，它能够支持这一内在的过程。一个人要有真正的转变需要很长的一段时间。然而，对接受分析者来说，他可以即时在沙盘中体验到他自己的创造中所包含的解放和快乐。

沙盘游戏中的治愈与转化：

创造过程的呈现

术语表

积极想象[①]

积极想象（active imagination）不同于被动想象，它是指一个人的意识自我积极地面对从无意识中出现的想象形象（imaginal figures）。随之而来的是意识自我与无意识的内在形象之间进行的对话或面质。一方面，积极想象的过程可能会令人难以承受，另一方面，它包含了与无意识密切接触的可能性，也包含着将大大扩展意识的可能性。积极想象的方法需要有一个非常稳定的意识自我。

扩充

扩充（amplification）与来自梦中及想象中的象征及意象有联系或相类似的材料，能够为我们提供理解由无意识而衍生的象征的线索。

原型和原型意象

当我在本书中提到原型（archetype）时，我的意思是指人类心灵的动力结构元素，这些元素一方面看来似乎是与生俱来的，但在另一方面又通过生活体验而获得。差别极大的民族和文化却具有相似的象征性意象，其根源就在于原型。原型本身是非表象的（non-representational），不能够变成意识；然而，它们对人类心灵的影响可以在无穷无尽的个体和集体原型意象（archetypal Image）中找到。

术语表

121

[①] 关于积极想象，可以参考：

Hannah，Barbara. *Encounters with the Soul*：*Active Imagination as Developed by C. G. Jung*. Boston：Sigo Press，1981.

Kast，Verena. *Imagination als Raum der Freiheit*. Olten/Freiburgi. Br.：Walter，1988。

Johnson，Robert. *Inner Work*：*Using Dreams and Active Imagination for Personal Growth*. New York：Harper and Row，1986。

原型意象是在一个个体或一个集体内在的原型能量的影响下所形成的个体或集体意象。因为心灵生命处于不断变化的流动中，所以原型意象不能被看做永恒不变的形式。相反，它们随着个人的转化和发展而变化、发展。"没有一个时刻我们敢说，一个原型已经被最终解释和处理了。即使是一个最好的进行解释的尝试，也只是或多或少地把它成功地翻译成另一种比喻性语言而已。"①

联想实验

联想实验（association experiment）是一种由深度心理学发展出来的方法，用来测试和确定情结的存在，并拓展了我们关于联想的知识。这个测验测量对所给的刺激词的反应时间、言语和非言语的回答以及其他的反应。

大脑半球（左半球和右半球）

大脑左半球控制身体的右半部，大脑的右半球控制身体的左半部。典型的特征和功能如下：

大脑左半球	大脑右半球
言语的	非言语的
理性的	非理性的
逻辑的	直觉的
线性思维的	整体的
分析的	综合的
抽象的	具体的
暂时连续性的	用意象"思考"
与意识相关的	与意识较少相关
	胼胝体把右脑与左脑联结起来
	情感控制中心

外倾

"外倾（extraversion）是力比多（libido）向外部流动的倾向……处于外倾状态的人在思考、感觉和行动时，都与客体有关联……外倾是注意力

---

① See Jung, C. G. CW, vol. 9, i, par. 271.

从主体到客体的转移……当有意图时，外倾是积极的；当客体迫使主体，也就是说，当客体吸引了主体的自主兴趣，甚至有违主体的意愿时，外倾是消极的。当外倾成为一种习惯时，我们称为外倾类型。"①

自性化

"自性化"（individuation）是荣格（分析）心理学的核心概念。一般来说，个体通过这个过程成为他们自己，也就是说，通过这个过程，个体实现了他人格内部更多的潜能。自性化跟纯粹的自我中心的自我实现不能混为一谈。相反，自性化联结了个体和其自身深处的东西，使得他能严肃地看待自己与现存社会和文化因素的联系。同时，自性化过程引导个体对自身，同时对整个世界有更大程度的意识，也培育对个体与世界之间的内在的互惠关系的觉察。

"荣格把生命看做一个过程，这个过程不断要求个体以渐进的步骤来成熟或适应。荣格根据他选择探索的人类心灵的各个方面来定义人类的心灵。从这个观点来看，个体不单纯是意识自我（conscious ego）。使一个人心灵的无意识部分意识化，并且将其整合起来，这是自性化所要求的任务。因此，个体对于生命持一种开放的态度，把它当做成长为自己的过程，直到最后，也即当生命的最终目标达到之时。"②

人格膨胀

当一个人认同于一个更伟大的人格（理想人格）或者原型时，会导致这个人膨胀（inflation）起来。这样的人超出了他自身个体的均衡与局限性。由之而导致的飘飘然的状态与现实并不一致。

内倾

"内倾（introversion）意味着力比多流向内部……注意力并不是移向客体而是回收到主体。那些持内倾态度的人在思考、感觉和行动时明显地表现出：主体是首要的动力因素，而客体只是第二重要的。……当主体自愿切断与客体的联系时，内倾是很积极的，而当主体不能够把从客体身上

① See Jung, C. G. CW, vol. 6. par. 710.

② See Asper, Kathrin. *Verlassenheit und Selbstentfremdung*. Olten/ Freiburgi. Br.：Walter，1987.

收回的力比多重新放置到客体之上时，它就是消极的。当内倾成为一种习惯时，我们称这种人为内倾型。"①

心理能量的前行和退行

前行是指心理能量向前流动，引导个体去不断调整适应外界的环境。退行是指心理能量倒退或者向内流动，使个体适应他的内在环境。在能量退行时，那些"沉睡"的或是已经发展但是暂时被隔离在个体的过去的，又或者是被压抑的无意识内容，被激活或者重新激活。在接下来的能量前行的过程中，这些内容会引导发展的道路。原则上，心理能量的前行和退行（progression and regression of psychic energy）必须被视为内外世界的相互激发作用，而不能与发展的前行和退行混为一谈。

投射

"投射（projection）……是一种无意识的、自动的过程，通过投射，主体无意识的某种内容被转移到客体身上，看起来就像这些内容是属于客体的。当这些内容变成意识，也就是说，当它们被看做属于主体时，投射就停止了。"②

四位一体

四位一体（quaternity）对应秩序和整体的原则。我们借助四个方位以便描述地平线作为整体的性质（the totality of the horizon），或者是给予我们自己方向感。整体也通过四位一体来表达，如四种元素、四个季节，分析心理学中的四种心理功能：感觉、思维、情感和直觉。

通过仪式

从生命周期的一个阶段到另一个阶段的过渡，通常伴随着多少难以顺利完成的变化。通过仪式（rite of passage）可能帮助、辅助或者有助于维持这些转折时期的秩序。最重要的转折（transition）包括出生、婚姻、死

---

① See Jung, C. G. CW, vol. 6, par. 770.

② 参见 Jung, C. G. CW, vol. 9, i, par. 121；也可参考 von Franz, M. L. *Projection and Recollection in Jungian Psychology*：*Reflections of the Soul*. La Salle：Open Court, 1985。

沙盘游戏中的治愈与转化：创造过程的呈现

亡和各种成长仪式，比如过渡到另一个年龄阶段，开始一个新的职业生涯，或者是加入新的社会团体。在儿童和青少年的治疗工作中，通常调节儿童期到成人期的转变的成长仪式是特别重要的。

通过仪式的结构通常都是一样的：在经历了将个体与生命周期的前一个阶段的联系分解开来的分离仪式后，会有一个时间较长的转折时期。在这个时期，个体是极其脆弱的，因为他"没有被包容"（uncontained）。通过成长仪式，个体被整合进生命的新阶段。这一进入（the entrance）通常跟一个人承担一个新的社会角色联系在一起。

自性

在分析心理学中，自性（self）代表整个人的统一与整体的核心原型，而自我只是从属于它。所以，自性包含了意识和无意识，经验的和非经验的，或者是那些经验还未能获取的事物。自性是秩序（order）的原型，这个秩序原则的影响反过来能够被心灵所体验到。

"自性代表心理—生理的整体性，影响贯穿生命周期的发展。同时，它是自性化过程的目标，因为个体不是把自己和朝向完满的发展相隔离，而是把自身投入到发展的冲动中。荣格把自性理解为心灵中的上帝意象，同时也是一种能够感知圣洁和永恒的心灵器官。[1]

根据经验，自性可以通过很多方式表现出来，包括多维的形式与设计，在梦、神话和传说故事中以"超凡人格"来表现；如国王或者皇后，男英雄或者女英雄，救世主，或者是圆形、四方形、曼荼罗、十字，或者是道（Tao），或者是阴阳对立的相互作用的中心。

阴影

在分析心理学中，阴影（shadow）是指一个人的个人与集体心灵中那些不能在现实中出现的部分，因为它们与意识所选择的价值观和生活方式不相容。这些部分通常是人格中黑暗的、被压抑的和没有发展起来的部分。然而，阴影可能同时包含了消极和积极的因素。

---

[1] See Asper, Kathrin. *Verlassenheit and Selbstentfremdung*. Olten / Freiburgi. Br.：Walter，1987.

象征

象征（symbol）将物体的有形世界和心灵的世界以及精神的世界统合起来。我们的环境中所包含的物体、我们的行动以及世界的面貌，包含着另一个维度的意义，超越了它们直接的、明显的目的。对于这一精神维度的意义，我们可能或多或少有些意识到，但是象征总是把物体的物质层面与精神层面、意识层面与无意识层面联合起来，并使之成为一个整体。

"一个象征总是预示着对一个未知事实的可能的最好解释或者说明，我们知道这个事实是存在的，或者假设它是存在的。"①

移情和反移情②

移情（transference）现象发生在治疗期间，接受分析者把分析师当作一个坏的或者总是"好的"和关爱的母亲、一个严厉的父亲、全知的神，等等。分析师也会对他的接受分析者犯类似的错误，不管是积极还是消极的感觉：后一种现象被称为反移情（countertransference）。在分析过程中我们追求的是，将这种移情和反移情转化成更为与现实相联系的相互关系，这种关系同时包括一个人自身和其他人的可能性和局限性。

沙盘游戏中的治愈与转化：创造过程的呈现

---

① See Jung, C. G. CW, vol. 6, par. 814.

② 要了解移情和反移情，参见 Jacoby, M. *Psychotherapeuten sind auch Menschen.* Olten/Freiburgi. Br.：Walter, 1987。

图书在版编目（CIP）数据

沙盘游戏中的治愈与转化：创造过程的呈现/茹思·安曼著；张敏等译．
—北京：中国人民大学出版社，2012.1
（心灵花园：沙盘游戏与艺术心理治疗丛书）
ISBN 978-7-300-14664-5

Ⅰ.①沙…　Ⅱ.①安…　②张…　Ⅲ.①精神疗法—研究　Ⅳ.①R749.055
中国版本图书馆 CIP 数据核字（2011）第 224598 号

心灵花园：沙盘游戏与艺术心理治疗丛书
主编：申荷永
沙盘游戏中的治愈与转化：创造过程的呈现
茹思·安曼　著
张　敏　蔡宝鸿　潘燕华　范红霞　译
高　岚　校
Shapan Youxi zhong de Zhiyu yu Zhuanhua：Chuangzao Guocheng de Chengxian

出版发行	中国人民大学出版社		
社　　址	北京中关村大街 31 号	**邮政编码**	100080
电　　话	010 - 62511242（总编室）	010 - 62511770（质管部）
	010 - 82501766（邮购部）	010 - 62514148（门市部）
	010 - 62515195（发行公司）	010 - 62515275（盗版举报）
网　　址	http://www.crup.com.cn		
经　　销	新华书店		
印　　刷	唐山玺诚印务有限公司		
开　　本	720 mm×1000 mm　1/16	**版　　次**	2012 年 1 月第 1 版
印　　张	9.75 插页 9	**印　　次**	2023 年 12 月第 14 次印刷
字　　数	148 000	**定　　价**	38.00 元